MÉMOIRE

SUR LES

PLEURÉSIES

ET LES

PÉRIPNEUMONIES

QUI regnent tous les ans à Auch & dans les environs, avec la maniere de les traiter.

Par Mr. LURDE, Docteur en Médecine, de l'Univerſité de Montpellier.

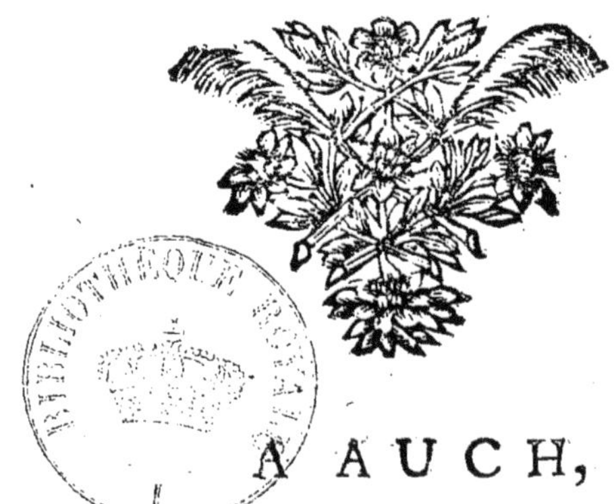

À AUCH,

De l'Imprimerie d'ÉTIENNE DUPRAT, ſeul Imprimeur Libraire Privilegié du Roi, de Monſeigneur l'Intendant & de la Ville, 1768.

C HARGÉ par le Ministre de lui envoyer
les Observations qui s'offriront à ma Pratique, & honoré de differentes gratifications de
la Cour à ce sujet ; j'ai cru rendre un bon of-
fice à mes Compatriotes, en leur faisant part
du Mémoire suivant.

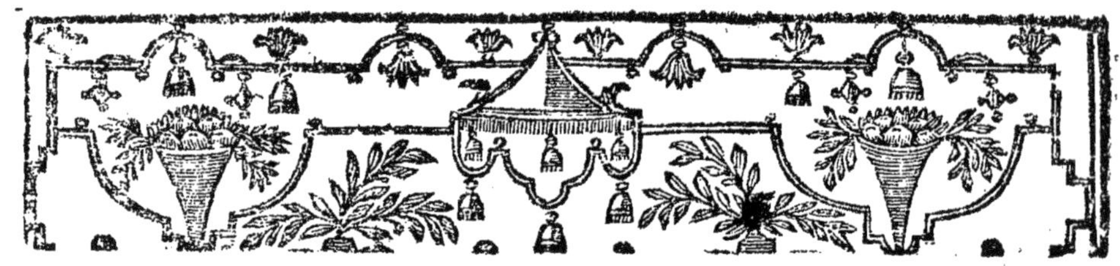

MÉMOIRE

SUR LES

PLEURÉSIES

ET LES

PÉRIPNEUMONIES.

L'HIPPOCRATE Anglais, l'illuftre Sydenham (*a*) prétend qu'il meurt plus de monde pour s'être dégarni avant le tems, ou pour s'être imprudemment expofé à la fraicheur, lorfqu'-on étoit encore tout échauffé par quelque éxercice, qu'il n'en périt par les trois fléaux Pefte, Guerre & Famine.

S'il m'eft permis de joindre mes Obfervations à celles de ce grand Homme, j'ajoûterai que dans cette Province, fi l'on excepte la petite Vérole & la Rougeole, que bien peu de Perfonnes ont le bonheur d'éviter ; les Pleuréfies & les Péripneumonies font la quatriéme partie de toutes les Maladies qu'on y voit.

Rien de plus commun en effet fur-tout parmi le Peuple dans nos Villes ; elles caufent fouvent des ravages épidémiques dans les Campagnes ; elles font le gros de nos occupations dans les Hôpitaux.

La fréquence de ces Maladies & l'extrême danger qui les accompagne, m'ont fait porter à leur traitement une attention particuliére ; & les heureux fuccès d'ont l'Etre fuprême a daigné favorifer ma pratique (*b*) m'infpirent aujourd'hui le deffein de rendre publique la méthode que j'employe, afin qu'elle puiffe être d'un plus grand fecours à l'humanité.

(*a*) Sect. 6. Cap. 1.
(*b*) *A Deo eft enim omnis medela.* Eccl. Cap. 38.

A ij

Pour éviter les écueils où précipiteroit un Empyrifme aveugle, il eft d'une néceffité abfoluë que la théorie éclaire la marche d'un Médecin dans fa pratique : mais comme la bonne théorie de la médecine confifte dans un arrangement de conféquences, dirigées par les notions de l'œconomie animale & fondées fur l'obfervation ; fans quoi ce ne feroit plus qu'une opinion arbitraire, qu'un jeu de l'imagination, qui n'auroit pas plus de certitude ni de ftabilité qu'un fyftême de phyfique : pour exécuter donc mon projet fur le plan qui me paroît le meilleur, je partirai de ce que j'ai obfervé être l'effentiel & le plus utile pour la guérifon de ces maladies ; & ce fera à ce point fixe comme à leur centre, que je rapporterai tous mes raifonnemens.

Or ce qui m'a parû l'effentiel, c'eft de faire vomir dès le commencement & d'entretenir l'évacuation des caufes de la maladie par des Purgations reïterées.

La Nature qui eft notre guide le plus fûr, nous découvre elle-même la route que nous devons tenir à cet égard, puifque les envies de vomir, ou le vomiffement réel font les préludes ordinaires de ces maladies.

Riviere, qui au travers d'une pratique chargée du fatras des Arabes, nous laiffe appercevoir un bon jugement, prend à bon augure & fonde l'efpoir de la guérifon, fur le vomiffement abondant & bilieux qui furvient au commencement de la Pleuréfie. (c) Le même Auteur rapporte que tous ceux qui vomiffent dès le commencement de la Pleuréfie, en échappent (d).

Cette méthode eft conforme à la Doctrine d'Hyppocrate, qui ordonne de purger dès le premier jour des maladies qui font fort aiguës, (e) ajoûtant qu'il eft dangereux de différer : (f) or la Pleuréfie tient fans contredit un des principaux rangs parmi ces fortes de maladies, puifqu'elle enléve le malade le feptiéme jour, fouvent le quatriéme & quelquefois plûtôt.

On ne peut fe réfufer à cette pratique que fous le prétexte d'une condition qu'Hyppocrate lui-même fuppofe dans le précepte qu'il éta-

---

(c) *Vomitus biliofus & copiofus in principio Pleuritidis falutem prænonciat.* De pleuritid.

(d) *Omnes Pleuritici qui vomunt ftatim in principio, evadunt.* Obferv. communicat. 29.

(e) *In valdè acutis morbis, fi materia turgeat, medicamento purgante utendum eft eadem ipfa die.* Aphor. 10. Sect. 4.

(f) *Cunctari enim in talibus, malum.* ibid.

blit, c'eſt le turgeſcence de la matiere, laquelle il dit ailleurs (*g*) ſe montrer rarement.

Mais à moins de vouloir ſe faire illuſion, ou de s'obſtiner contre l'évidence peut-on diſconvenir que les humeurs ne cherchent à s'évacuer, ou pour mieux dire, que la nature ne faſſe ſes efforts pour s'en débarraſſer ; puiſqu'en même - tems que ces maladies commencent par le friſſon de la fiévre, les malades éprouvent des nauſées, des vomiſſemens & quelque fois des cours de ventre ?

Et dans la ſuppoſition qu'il ne parût aucune tendance à ces évacuations, ce qui arrive rarement ; la turgeſcence des humeurs morbifiques n'en ſera pas moins réelle, ſuivant les meilleurs Interprêtes, dès-lors qu'elles ſe mettront en mouvement, ou qu'elles feront une irruption ſur quelque partie, comm'il arrive ici, ſoit qu'elles paſſent des premieres voyes dans le ſang, ſoit que s'étant formées dans les routes de la circulation, elles ſe jettent enſuite ſur la plévre ou ſur le poumon.

Enfin la turgeſcence des humeurs, fût - elle moins certaine, ne doit - il pas ſuffire qu'on rende ordinairement quantité de vers par haut & par bas dans le cours de cette maladie, & que l'inſpeƈtion anatomique nous découvre ſouvent l'eſtomac & les inteſtins farcis de vers ou de matieres putrides & vermineuſes, pour nous déterminer au plutôt à vuider cette corruption, de peur que le ſang ne s'infeƈte d'avantage, que la nature des remédes ne s'altére & que la nourriture des malades ne contraƈte un caraƈtére ſemblable de putréfaƈtion ?

D'autant plus que ſi l'on n'évacuë pas cette corruption dans le commencement, le fort du mal n'eſt pas le tems convenable, (*h*) & qu'attendre ſon déclin, c'eſt preſque attendre la réſurreƈtion.

Cette pratique étant établie ſur des autorités d'un ſi grand poids, & confirmée par une expérience journaliere, voyons d'y faire cadrer la théorie.

De toutes les différences qu'on met dans la Pleuréſie, (ce que nous dirons de la Pleuréſie doit s'entendre de la Péripneumonie, parce que ces maladies ne différent que par rapport au ſiége qu'elles occupent ;) la diſtinƈtion la plus importante eſt celle qu'on fait en eſſentielle ou idiopathique & en accidentelle ou ſymptômatique.

On entend par la premiere dénomination une Pleuréſie dont la cauſe éxerce ſa premiere aƈtion ſur la plévre, & par Pleuréſie accidentelle ou

______

(*g*) *Plurima verò non turgent.* Aphor 22. Seƈt. 1.

(*h*) *Per morborum initia, ſi quid movendum ſit, moveto ; cùm verò vigent quieſcere præſtat.* Aphor. 29. Seƈt. 2.

symptômatique, on entend celle qui n'est que l'accident ou le symptôme de quelqu'autre maladie.

La Pleuréfie idiopatique est une maladie premiere, une inflammation à la plévre qui occasionne la fiévre ; la Pleuréfie symptômatique est une maladie fécondaire, une inflammation à la plévre, mais que la fiévre occasionne : dans le premier cas, l'inflammation précéde la fiévre ; dans le fecond, c'est la fiévre qui précéde l'inflammation.

Il n'y a exactement de Pleuréfie idiopatique que celle qu'on contracte fubitement par le froid extrême de la boiffon ou de l'air quand le corps est échauffé par quelque violent éxercice. Les pleuréfies de cette efpèce font fort rares dans ce climat ; ainfi celles qu'on y voit regner fi communément font prefque toutes symptômatiques ; 35. ans de Pratique me l'ont appris : pour s'en convaincre il n'y a qu'à faire attention à la maniere dont elles fe déclarent.

Les malades commencent quelque fois par effuyer des légers accès d'une fiévre intermittente : cette fiévre devient continuë au fecond ou troifiéme accès ; & alors ils reffentent un point au côté de la poitrine, accompagné de tout le cortége de la Pleuréfie.

D'autres fois le point au côté ne fe fait fentir qu'au fecond ou troifiéme redoublement d'une fiévre continuë.

Le plus fouvent la maladie s'annonce par un friffon accompagné de naufées, auquel fuccéde le chaud d'une fiévre aiguë, lequel étant bien établi, furviennent le point du côté, la difficulté de refpirer, la toux importune, fignes caractériftiques de la Pleuréfie : à ces accidens fe joignent, quelque fois le premier jour, plus fouvent le fecond ou le troifiéme, des crachats mêlés de fang ; parce que cette maladie est ordinairement compliquée avec la Péripneumonie.

De laquelle de ces trois façons que la maladie commence, il est évident que la fiévre y jouë le premier rôle, & que l'inflammation furvient plutôt ou plûtard à cette fiévre, fuivant que la matiere fébrile met plus ou moins de tems à fe dépofer fur la plévre.

Et quand bien l'inflammation de la plévre fe formeroit dans le premier friffon, au même inftant que la fiévre commence ; la Pleuréfie & la fiévre étant toutes les deux l'effet de la même caufe, elles ne demanderoient aucun changement dans l'adminiftration des principaux remédes.

Cet ordre progreffif n'avoit pas échappé à la fagacité de l'illuftre Vanfwiéten, quand il affure qu'il est bien rare que la Pleuréfie n'ait été précédée d'une fiévre qui dépofe fur les côtés de la poitrine, la matiere de l'inflammation : tout comme fi cette matiere fe porte enfuite à la tête, elle jette le malade dans le délire & autres funeftes accidens, qui l'enlévent au milieu de la fécurité qu'infpire à ceux qui ne font pas verfés dans l'art de guérir, l'évanouïffement fubit du point du côté (*i*).

Riviére qui avoit fait la même rémarque, donne pour un avis d'autant plus important dans la Pratique, que peu de gens y font attention ; qu'il s'en faut bien que toutes les fiévres accompagnées de l'inflammation de quelque partie, foient le produit de cette inflammation, puifqu'au contraire elles en font la plûpart du tems la caufe (*k*).

Une fiévre aiguë eft donc la compagne inféparable de la vraye Pleuréfie ; & cette fiévre la précéde du moins de quelques heures, fi ce n'eft pas de quelques jours : ainfi cette fiévre doit être régardée comme la maladie principale, (*l*) par conféquent ce fera vers cette fiévre que nous devrons diriger nos principales vuës dans le traitement de la Pleuréfie, parce qu'elle fuivra le fort de cette fiévre (*m*).

Mais quelle eft la fiévre d'où la Pleuréfie dépend ? La Pleuréfie peut furvenir à toute forte de fiévre, foit intermittente foit continuë, ardente, putride, vermineufe, maligne, &c. il fuffit pour cela que la fiévre qui n'étoit point aiguë la devienne, & que le fang contracte un épaiffiffement inflammatoire qui le faffe arrêter dans les vaiffeaux de la plévre pour y produire l'inflammation ; c'eft ainfi que la Pleuréfie furvient à la petite verole & à la rougeole, qui font des fiévres inflammatoires bien avérées.

Quand même la nature de la fiévre préexiftante ne fuppoferoit pas dans le fang ce caractere d'épaiffiffement, ce genre de cohéfion entre les parties qui le compofent : il le peut acquérir par la mauvaife adminiftration des remédes chauds, qui donnés fur-tout au commencement des fiévres de quelle efpèce qu'elles foient, dans la vuë d'exciter la fueur, incendient toujours le fang & portent fouvent l'inflammation fur la poitrine ou fur le cerveau. C'eft fur cela que Sydenham (*n*) blâme le procédé des Dames Anglaifes, dont le zéle charitable feroit mieux placé, dit-il avec plus

---

(*i*) *Certè rarò Pleuritis fit, nifi febris prægreffa fuerit, per quam illud inflammatorium in loca intercoftalia deponitur ; quod idem verfus caput delatum lethalem phrenitidem facere potuiffet, ut toties factum, dùm abfque bonis fignis évanido lateris dolore ferox delyrium fucceffit.* Comment. in Boërrhav. Aphor. §. 593.

(*k*) De febrib. contin. putrid.

(*l*) *Morbi principis intelligitur hîc febris acuta continua pleuritidem veram comitans femper, præcedens fæpe.* Vanfvvieten. §. 883.

(*m*) *Cum febre ftabit cadetve.* Sydenh. Sect. 5. Cap. 5.

(*n*) Sect. 6. Cap. 3.

de vérité que de politeſſe , à fournir aux malades leur ſubſiſtance, qu'à ſe mêler de les guérir.

Cependant le genre de fiévre auquel la Pleuréſie s'aſſocie le plus ſouvent & preſque toujours, c'eſt la putride, comme nous le ferons voir après que nous aurons reſſerré dans des juſtes bornes une expreſſion trop générale, après que nous aurons donné une idée éxacte & préciſe de la fiévre vraiment putride, & que nous aurons expoſé ce que nous entendons ici par cette dénomination.

Le vulgaire appelle fiévre putride toute fiévre continuë, même la plus ſimple : comme l'ignorance eſt la cauſe de cette erreur, j'aurois trop à faire ſi j'entreprenois d'en corriger la ſource ; je me contenterai de rappeller à la ſaine doctrine les eſprits qui pourroient ſe laiſſer entraîner par le torrent.

L'eſſence de la fiévre putride conſiſte dans une tendance des humeurs à la putréfaction ; c'eſt-à-dire, dans une diſpoſition du ſang à la diſſolution putride : par où l'on voit, que pour mériter le nom de putride, la fiévre doit être accompagnée de ſymptômes graves ; juſques-là, que nombre de Médecins ont cru qu'elle tenoit le milieu entre la continuë ſimple & la maligne : on voit encore qu'elle doit être d'une certaine durée ; l'eſpace de ſix jours, qui font le dernier période de la ſynoque non putride, n'étant pas même ſuffiſant pour faire dégénérer les humeurs au point de ménacer le ſang d'une diſſolution putride : auſſi la fiévre véritablement putride ne ſe termine-t-elle qu'au ſecond ou troiſiéme ſepténaire, c'eſt-àdire, que le quatorziéme ou le vingt-uniéme jour.

C'eſt cette fiévre qui fait principalement le ſujet des obſervations que les premiers Maîtres de l'Art ont écrites avec tant d'éxactitude & de détail ſur les criſes & les jours critiques ; obſervations où l'on a cru trouver des contradictions, parce qu'on en faiſoit l'application à des fiévres d'un genre différent : obſervations ſi négligées aujourd'hui, parce que l'impatience des malades & peut être l'impéritie des Médecins, font qu'on conſulte moins la nature, qu'on en épie moins les mouvemens, qu'on en dérange les opérations, par l'uſage continuel & manifeſtement abuſif de la purgation.

Telle eſt l'idée qu'on doit ſe former de la fiévre putride proprement dite ; telle eſt celle que les anciens ont eu de cette même fiévre ; ils ne ſe ſont trompés qu'en prenant l'apparence pour la réalité, lorſqu'ils ont appellé ſang pourri, tout ſang dont la couleur eſt alterée, & lorſqu'ils ont regardé comme des marques de pourriture ou comme des humeurs putrides, les ſucs mucilagineux & blanchâtres, tirant ſur le jaune ou ſur le verd, dont le ſang eſt ſi ſouvent chargé, qui acquierent plus ou moins de

conſiſtance,

confiftance, fuivant l'intenfité de la fiévre & qui forment la coëne du fang des Pleurétiques.

Car outre qu'il n'y a point de véritable pourriture dans les humeurs, tant qu'elles circulent ; cette dénomination convient encore moins au fang coëneux qu'à tout autre, parce que la cohéfion extraordinaire des parties lymphatiques de ce fang met un obftacle à la diffolution qui accompagne toujours la putréfaction.

Ce n'eft pas que la confiftance que prend la lymphe doive préferver le fang de toute diffolution : il renferme des principes qui s'alkalifent par la longueur de la fiévre, qui fe volatilifent par l'accélération du jeu des vaiffeaux ; & ces principes détruifent infenfiblement les parties du fang qui n'ont qu'une foible liaifon entr'elles : fi même les agens deftructeurs font d'une plus grande énergie, qu'il paffe par éxemple du pus de quelque ulcére dans le fang ; alors fa partie lymphatique quoique la plus denfe, ne fera point à l'abri de la diffolution : c'eft ce qu'on voit dans le fang des phthifiques, il fe fond prefque tout en eau, on n'y apperçoit qu'une fort petite île, un fort petit champignon.

Mais cette diffolution n'eft pas une putréfaction. Le fang coëneux n'eft qu'un fang inflammatoire, c'eft-à-dire, un fang dont l'épaiffiffement dénote l'inflammation déjà faite, ou fa difpofition à la former. Il ne la forme pas toujours, puifque dans le rhume, dans l'afthme dans la groffeffe & dans certains fujets cacochymes, il eft toujours coëneux fans qu'il y ait d'inflammation, ni même de fiévre : mais lorfque l'inflammation s'en mêle, fur-tout quand elle attaque les membranes & les ligamens ; c'eft alors que l'irritation augmentant la force trufive du cœur, la vertu fyftaltique des artéres & les ferremens fpafmodiques des vaiffeaux, les parties de la lymphe font tapées, font ferrées de maniére qu'elles forment un corps dur & élaftique. L'exemple du lait dont on rapproche les parties rameufes & butyreufes à force de le battre pour faire du beurre, femble venir à l'appui de cette conjecture ; voilà pourquoi le fang eft fi coëneux dans la Pleuréfie, le Rhumatifme, la Goutte : voici comment cette coëne fe forme.

Les parties lymphatiques du fang ont un principe de cohéfion (o) une affinité par où elles tendent à fe rapprocher & à s'unir : ce principe ou cette force de cohéfion augmente par l'inflammation & par l'irritation du genre membraneux, comme nous venons de le voir ; il ne faut donc pas être furpris, fi lorfque le fang eft hors des routes de la circulation & qu'il vient à fe réfroidir dans la palette, la lymphe qui eft plus légére, fe

(o) M. Senac *ftructure du Cœur*, Liv. 3. Chap. 4.

B

réünit à la furface ; & fi les globules rouges, d'où dépend la couleur ver-
meille du fang, traverfant la ferofité, fe précipitent au fonds comme plus
pefans ; où fe trouvant plus ou moins entaffés, ils donnent une couleur
noire ou obfcure à la bafe du champignon dont le fang prend la figure.

Comme c'eft de la lymphe, que le fang tire fa confiftance ; cette lymphe eft quelque fois fi difpofée à fe condenfer, que quand elle fe réfroi-
dit, elle embraffe généralement toutes les matieres qui compofent le
fang ; alors il forme dans le vaiffeau où on l'a tiré, une maffe femblable à
de la cire jaune, de laquelle il fe fépare dans la fuite quelques parties de
la ferofité, qui paroiffent en forme de gouttes fur cette maffe.

Si la froideur de l'air concourt à la condenfation de la lymphe, la chaleur de l'eau n'y contribuë pas moins ; de là ces concrétions filandreufes
qu'on trouve après la faignée du pied.

Enfin la couleur du fang en défigne fi peu la pourriture, que cette couleur varie fuivant la maniere dont il fort de la veine. Que dans une maladie inflammatoire on en tire deux palettes : s'il coule dans une de ces
palettes par une petite incifion & qu'il faffe une arcade fine ; ou bien par
une ouverture plus large, mais fans arcade & le long de la peau ; il paroîtra d'un beau rouge quand il fera réfroidi ; mais fi l'autre palette fe
remplit d'un fang qui fans fe traîner fur la peau, faffe le jet ordinaire, il
y paroîtra blanc & coëneux.

C'eft que dans les premiers cas, il fe coagule prefque en tombant &
qu'il ne donne pas à la ferofité le tems de fe féparer, ni aux globules celui de fe précipiter & de fe réünir. Par la même raifon s'il en tombe quelque goutte fur une furface plane, fur les bords de la palette, il y paroîtra d'un rouge vif. (*p*)

Mais doù vient que le fang fe trouve coëneux dans des cas ou n'y
ayant point d'inflammation, la condenfation de la lymphe ne fçauroit ê-
tre imputée à la force fyftaltique du cœur & des artéres, ni à la conftric-
tion fpafmodique des vaiffeaux ?

C'eft qu'alors cette coëne dépend moins du vice particulier de la lymphe, que de la maffe entiére du fang. On fçait que le poumon eft un des
principaux organes de la fanguification, & combien le fang qui en revient eft plus fluide & plus vermeil qu'il n'étoit en y abordant. S'il fe
trouve donc affecté par un rhume ou par un afthme, il ne pourra plus
comme dans l'état de fanté, travailler le fang, le divifer, l'affiner & lui
donner la modification réquife pour acquérir une rougeur éclatante. Bien
plus, c'eft que la partie globuleufe manquera, & que les fubftances mu-

(*p.*) *Ibid.*

queufes, lymphatiques & gélatineufes qui entrent dans la compofition du fang prédomineront, lefquelles étant encore mal élaborées, feront une croute bourbeufe fur le fang qu'on aura tiré.

Et comme le poumon n'eft pas le feul agent qui convertit le chyle en fang ; que l'action des vaiffeaux & le mouvement de circulation ont la premiere part à cette tranfmutation, & à la préparation des humeurs qui doivent fe filtrer par différens couloirs ; il n'eft pas furprenant que dans les corps foibles & délicats dont les vaiffeaux ont peu de reffort ; dans la cachéxie commenceante où les ofcillations font irrégulieres ; dans la groffeffe ou la perte d'appetit, la dépravation du goût, les mauvaifes digeftions & la pléthôre font ordinaires ; il n'eft pas, dis-je, furprenant que dans tous ces cas, quoiqu'il paroiffe qu'on fe porte affez bien ; le fang étant mal travaillé, il abonde en fucs vicieux qui terniffent l'éclat de fa couleur, & fe figent fur fa furface.

Peut-être que cette difcuffion paroîtra fuperfluë au fujet que je traite ; elle n'y feroit pas du moins tout-à-fait inutile, fi elle pouvoit répandre quelque jour dans la folution du problême (*q*) qui au jugement d'une focieté des Savans, fubfifte encore en fon entier. Reprenons.

Nous avons dit que la Pleuréfie dépendoit prefque toujours d'une fiévre putride & qu'elle en étoit le fymptôme : nous entendons ici par cette fiévre, non la putride proprement dite, dont nous avons marqué le caractére diftinctif : mais celle qui eft occafionnée par des matieres ou des fucs qui entrent en putréfaction dans les premieres voies, qui attirent quelque fois des fymptômes effrayans par l'irritation de l'eftomac & des inteftins, quand le fpafme fe porte fur les organes des fonctions vitales ou animales, & qui en produifent de plus rédoutables encore & de plus rebelles, quand cette pourriture paffe dans les voies de la circulation.

C'eft cette fiévre que M. Quefnay (*r*) appelle ftercorale & dont il fait dépendre la plûpart des maladies épidémiques : comme les Pleuréfies font les plus communes en ce genre, c'eft auffi de cette fource qu'elles paroiffent émaner le plus vifiblement. Le tems où fes fortes de fiévres putrides regnent, qui eft précifément celui où les Pleuréfies font dans leur plus grande vogue ; la conformité, ou pour parler avec plus de précifion, l'identité des caufes qui donnent lieu à ces deux efpèces de mala-

---

(*q*) *Trouver la raifon de la non - exiftence ou de la formation de la coëne fur le fang tiré par la faignée des gens fains & malades, conformément aux phénoménes juftifiés par des bonnes obfervations.* Encyclopedie au mot coëne.

(*r*) Traité des fiév. Tom. 2.

(12)

die ; la reſſemblance des principaux ſymptômes qui les accompagnent ;
le rapport des remédes qui les guériſſent, ſont tout autant de preuves du
principe que nous venons d'établir : tâchons de les dévélopper.

1°. Quoiqu'on voye de ces fiévres putrides dans tous les tems de l'année ; néanmoins la ſaiſon où elles éxercent leurs plus grandes hoſtilités &
où elles devienent ſouvent épidémiques eſt depuis la mi-Printems juſqu'à
la mi-Automne. N'eſt-ce point là la vraie marche des Pleuréſies ?

2°. Les cauſes de la fiévre putride, au ſens que nous l'entendons, ſont
tout ce qu'il y a d'étranger ou de perverti dans les premieres voies &
capable d'une corruption putride ; les vers & les matieres vermineuſes,
la bile dégénérée, le reſultat de toute mauvaiſe digeſtion ſoit acide, ſoit
alkaleſcente, ſoit rance, ſoit glutineuſe, dont les cauſes antécédentes
ſont rélatives à chacune de ces eſpèces d'indigeſtion, & dont les plus gé-
nérales ſont les excès de bouche, le peu d'ordre dans les heures des repas,
le trop grand uſage des alimens propres à entrer en putréfaction, tels que
le laitage & les differentes eſpèces de fruit, ſur-tout quand la ſaiſon n'a
pas été favorable à leur maturité ; la conſtitution de l'air chaude & humide tout enſemble ; la tranſpiration retenuë, par où les débris des fluides qui s'alkaliſent naturellement par l'action des vaiſſeaux, ne pouvant
s'échapper au dehors, ſurchargent les parties internes, corrompent le ſang,
dépravent la ſalive, la bile & les ſucs pancréatique, gaſtrique, inteſtinal,
qui concourent ſi efficacement au méchaniſme de la digeſtion.

Qu'on faſſe attention à ce qui a précédé la Pleuréſie, on connoîtra que
c'eſt à quelqu'une de ces cauſes qu'elle doit être rapportée. Portant encore plus loin ſes réflexions, on verra que les cauſes externes ou éviden-
tes de la fiévre putride influent plus particulierement à produire la Pleuréſie ou la Péripneumonie, que toute autre maladie ; parce qu'en même-
tems qu'elles font perde au ſang la fluidité, elles le déterminent à s'arrêter dans la plévre ou dans le poumon, préférablement à toute autre
partie, attendu que c'eſt là qu'elles éxercent immédiatement leur action.

En effet, ces cauſes ſont preſque toujours le froid dont on a été ſaiſi,
ſoit pour avoir bû trop frais, ſoit pour avoir été ſurpris de la pluye, ſoit
pour s'être livré aux délices trompeuſes de la fraicheur du vend de Nord
ou des endroits ombragés le corps étant en ſueur ; d'où il arrive que la
tranſpiration interceptée ſe jette dans les premieres voies (s) qu'elle
délaye tout-à-coup les humeurs qui y croupiſſoient & les fait couler dans
le ſang ; que les vaiſſeaux de la plévre & du poumon étant les premiers à
reſſentir les impreſſions du froid extérieur, ils ſe reſſerrent auſſi les pre-

(s) *Cutis denſitas ; alvi raritas.* Hypp.

miers & que par-conféquent le fang doit par préférence former des arrêts dans leurs calibres retreſſis.

Enfin n'eut-on à fe reprocher aucune de ces imprudences, on contractera tout-à-la fois une fiévre putride & une Pleuréſie, ſi par l'irregularité de la faifon, l'air paffe fubitement du froid au chaud, ou du chaud au froid, fur-tout quand on s'eſt dégarni trop à bonne heure ; de-là vient que ces maladies font plus communes dans le Printems & dans l'Automne, où la viciſſitude des changemens de l'air eſt plus remarquable principalement dans ce climat où des orages fréquens & fi fouvent mêlés de grêle, font des changemens fi prompts dans la température de l'air.

En parlant des vices de l'air, nous ne paſferons pas fous filence les corpufcules répandus dans l'atmofphére, qui ont une fi grande part dans les maladies populaires & malignes, & quelques fois dans les Pleuréſies de ce genre. La nature de ces déléteres eſt au-deſſus de la portée de l'efprit humain qui n'en peut juger que par les effets qu'ils produifent, tantôt en coagulant les humeurs, tantôt en les diffolvant, tantôt en irritant fimplement les fibrilles nerveufes, tantôt en opérant des deftructions gangréneufes dans les extrêmités capillaires du poumon, de la plévre & fur-tout du cerveau : mais ceci regarde les Pleuréſies qui font des fymptômes de la fiévre maligne.

3°. Les fymptômes de la fiévre putride font d'abord le friſſon accompagné de naufées ou du vomiffement ; viennent enfuite le pouls fréquent, fort & fouvent inégal ; la chaleur acre de la peau ; une anxieté & une laſſitude générale ; la langue chargée, la bouche amére, des grouillemens de ventre, le devoiment, les déjections extrêmement fétides, l'ardeur des entrailles, les urines rouges & chargées, une foif exceffive, des redoublemens confidérables, une tenfion aux hypochondres, grand mal de tête, des veilles facheufes, le délyre ; enfin l'inflammation de quelque partie interne, lorfque cette fiévre prend une tournure funefte ;

N'eſt-ce point là le tableau de la fiévre qui accompagne la Pleuréſie, auquel il ne manque, pour le dernier coup de pinceau, fi ce n'eſt que la plévre foit le fiége de l'inflammation, afin de caractérifer la Pleuréſie avec la dureté du pouls & les autres accidens qui lui font propres ?

4°. Enfin les remédes effentiels pour guérir la Pleuréſie, & qui font proprement ceux de la fiévre putride, comme nous l'allons voir, ajoûtent un nouveau degré de certitude à ce que nous venons d'avancer.

La vraye Pleuréſie n'étant autre chofe que l'inflammation de la plévre, & toute inflammation fuppofant l'arrêt du fang dans la partie affectée ; le but qu'on doit fe propofer dans le traitement de cette maladie, eſt

d'empêcher que l'embarras des vaisseaux n'augmente, & de détruire
celui qui est déjà formé.

Pour remplir le premier objet, on diminuera le volume du sang, & on
modérera l'impétuosité avec laquelle il se porte à l'endroit enflammé, par
le moyen de la saignée.

On commencera donc par faire une, deux ou trois saignées, suivant la
plénitude des vaisseaux, l'âge & le tempérament du malade, la violence
de la fiévre, la tension de l'artére, l'urgence des symptômes, dont les
plus pressans font le point du côté & la difficulté de respirer.

On observera de placer les saignées à quatre heures de distance l'une
de l'autre pour le plûtard, & de les faire un peu copieuses, sur-tout la
premiere : trois grandes palettes de sang tirées au moment que l'inflammation se forme, en arrêteront plus sûrement le progrès, que ne le feront
quatre palettes dans l'espace de huit heures.

Les vaisseaux ainsi désemplis & leurs fibres devenuës plus lâches & plus
souples, on attaquera sans perdre de tems, la cause de la fiévre & de l'é-
paississement du sang, par le moyen d'un reméde qui agisse par haut & par
bas. Pour cet effet, en supposant qu'on ait à faire à une personne d'un
bon âge & d'un tempérament ordinaire, on prescrira une médecine avec
deux gros de Séné mondé, deux gros de sel d'Epsom & une once & demie
de Manne, à laquelle on ajoûtera deux ou trois grains de Tartre stibié ;
j'entends parler de celui dont la dose entiere n'est que de quatre grains,
& duquel il seroit à souhaiter que tous les Apothicaires fussent convenus
de se pourvoir uniquement, pour que les Médecins sçussent précisément
à quoi s'en tenir, dans la dose qu'ils prescrivent.

Ce reméde vuidera par la voie la plus courte, la bile qui a trop long-
tems séjourné dans ses reservoirs, les levains putrides, les sucs glaireux
qui croupissent dans l'estomac ; les simples purgatifs ne feroient que glisser
sur eux sans les entraîner ; ou s'ils les précipitoient, il seroit bien difficile
qu'en parcourant les circonvolutions des intestins, il n'en entrât quelque
partie dans les veines lactées.

On retire de l'action de l'Emétique, un autre avantage qui n'est pas
moins considérable ; c'est que toutes les fibres motrices du corps se met-
tant en contraction pendant les efforts du vomissement, le sang se pétrit,
se broye, se divise ; les fibres des vaisseaux gorgés reprennent leur ton ;
& le sang qui formoit l'engorgement est forcé de continuer sa route, ou
de revenir sur ses pas.

Ceci n'est point une supposition hasardée, une théorie d'imagination,
elle est appuyée sur des faits ; on remarque deux tems dans le vomissement ; le premier commence par une grande inspiration après laquelle la

glotte ſe ferme & le poumon demeure gonflé par l'air qui n'en peut ſor-
tir : dans cet état, ſon volume oppoſe de concert avec la contraction ou
l'applaniſſement du diaphragme une reſiſtance invincible à l'action ſimul-
tanée des muſcles du bas-ventre ; l'eſtomac eſt mis en preſſe entre deux
puiſſances oppoſées, & les matieres qu'il renferme, ſont pouſſées dans
l'œſophage.

Alors, (c'eſt ici le ſecond tems,) la glotte s'ouvre, le poumon s'affaiſ-
ſe, le diaphragme ſe voute, les côtes ſe baiſſent, la capacité de la poitrine
diminuë, l'œſophage eſt comprimé, l'expiration ſe fait : & l'air chaſſé du
poumon, en même-tems que les matieres le ſont de l'œſophage, entraîne
par la bouche & par le nez ce qu'il rencontre dans ſon paſſage.

On apperçoit dans ce mécaniſme de grandes inſpirations & de fortes
expirations ſe ſuccéder alternativement, pendant leſquelles les vaiſſeaux
de la plévre & du poumon s'allongent & ſe racourciſſent dans la même alternative, le poumon gonflé s'applique fortement ſur la plévre, les côtés
de la poitrine font une preſſion égale ſur le poumon : par ces preſſions,
par ces ſécouſſes réïterées, les vaiſſeaux commencent à ſe débarraſſer du
poids qui les ſurcharge, une partie du ſang qui les gorge eſt exprimée
dans les excrétoires, l'autre rentre dans le cours de la circulation, le crachement de ſang diminuë, la douleur du côté s'appaiſe : c'eſt ce qu'on ob-
ſerve toujours après le vomiſſement.

Mais comme il n'eſt pas poſſible qu'un emétique, quand même il agi-
roit conſidérablement par le bas, vuide entiérement les premieres voies &
qu'il entraîne tous les ſucs viciés qui occaſionnent cette maladie, ou qui
l'entretiennent ; il eſt d'une néceſſité indiſpenſable d'en continuer l'évacuation par des purgations réïterées. Ainſi le jour même où le malade aura vomi il ſe fera ſervir un lavement d'eau, tant pour chaſſer du corps les
reſtes de ce que l'emétique pourroit avoir précipité dans les inteſtins, que
pour délayer les autres humeurs & les préparer à l'action d'une médecine
qu'on preſcrira le lendemain. C'eſt dans la même vuë qu'il ſera bon de
prendre un lavement tous les ſoirs de la maladie.

Si dans l'intervalle de l'emétique à la purgation, la fiévre redouble &
que le point au côté ſe réveille, on reviendra à la ſaignée qu'on réïterera
les jours ſuivans ſelon l'urgence des cas : mais je dois avertir que la ſaignée ſur laquelle roule tout le traitement de la Pleuréſie eſſentielle ou
idiopatique, ne doit point être regardée ici comme un reméde curatif,
mais plutôt comme un palliatif ; & que la fiévre putride étant la maladie
principale, la purgation doit faire la baſe de la curation de cette Pleuréſie, parce qu'elle eſt le vrai reméde de la fiévre putride, dont la Pleuréſie
n'eſt que le ſymptôme.

D'où il ſuit, comme l'a obſervé Sydenham, que ſi la Pleuréſie dépend d'une fiévre épidémique à laquelle la ſaignée réïterée ne convienne point; ſi cette ſaignée paſſe les bornes que preſcrivent la violence de la douleur, l'oppreſſion de poitrine &c. non ſeulement elle ſera inutile, mais encore elle deviendra préjudiciable à la Pleuréſie qui eſt l'accident de cette fiévre (*t*).

On purgera donc le malade le lendemain de l'emétique avec deux ou trois gros de Sené, tout autant de ſel d'Epſom & une once & demie de Manne. La décoction d'une demi-once de Tamarins ſera la baſe de cette médecine, ſuppoſé qu'il ſe plaigne de quelque chaleur intérieure, ou que ſes urines ſoient échauffées.

Si les entrailles paroiſſent encore farcies & que le malade ait la bouche mauvaiſe, la langue chargée, ce qui eſt aſſez ordinaire ; on le répurgera le jour ſuivant avec la même médecine, qu'on fera précéder d'un bol de vingt grains de Mercure doux & de pareille doſe de Coralline préparée, ſuppoſé qu'il ait rendu des vers ; ou bien à laquelle il faudroit ajoûter deux grains de Tartre ſtibié s'il ſe ſentoit l'eſtomac embarraſſé, ou qu'il lui reſtât encore quelque envie de vomir. Par ces ſecours on remplira la premiere indication, qui eſt d'empêcher que l'embarras des vaiſſeaux n'augmente.

On ſatisfera à la ſeconde, qui conſiſte, comme il a été dit, à diſſiper celui qui eſt déjà formé, en donnant de la fluidité au ſang & généralement à toutes les humeurs qui doivent paſſer par les vaiſſeaux, par l'uſage des délayans & des doux inciſifs ; & en ôtant la réſiſtance que les vaiſſeaux oppoſent au paſſage du ſang & des autres liqueurs, par le moyen des huileux & des ſédatifs qui relâcheront les fibres, effaceront les criſpations & rétabliront les oſcillations dans l'état naturel.

On recommandera donc de boire abondamment & toujours chaud, d'une Tiſanne avec l'Orge, le Chiendent, le Capillaire, la racine de Guimauve, les fleurs de Coquelicoc & la Régliſſe ; s'il y a de l'ardeur dans le ſang, on jettera ſur quatre livres de cette tiſanne un gros de Nitre purifié qui eſt un excellent anti-phlogiſtique, un très-bon reméde pour diſſoudre l'épaiſſiſſement inflammatoire du ſang & pour réſiſter à la putréfaction vers laquelle toutes les humeurs prennent une tournure.

On fera prendre encore de quatre en quatre heures, dans les intervales des bouillons, un verre d'Apozéme fait avec une poignée de feuilles de chicorée ſauvage & deux poignées de bourrache, qu'on fera bouillir dans deux livres d'eau juſqu'à la diminution du quart & qu'on exprime-

(*t*) *Neque juvabit iſta, imò & nocebit.* Sydenh. Sect. 5. Cap. 5.

ra enfuite fortement à travers un linge : à chaque prife de la liqueur qui aura paffé , on mêlera un peu de fyrop de Capillaires.

Et comme la douleur poignante du côté eft un fymptôme des plus fâcheux de la Pleuréfie, on donnera pour l'appaifer trois onces d'huile d'amandes douces, ou plutôt de graine de lin tirée de la même façon que celle d'amandes, avec cinq à fix gros de fyrop de Pavot blanc & une demi cuillerée d'eau de fleurs d'Orange & de Syrop violat. On réitérera ce reméde fix ou huit heures après, fans Pavot ou bien avec le Pavot fi la vivacité de la douleur l'éxige.

On oindra en même-tems le côté avec un liniment compofé de parties égales de Baume tranquille & d'onguent d'Altæa. L'application d'un chien nouvellement né ou d'un pigeon fendu par le dos ; d'un poumon de veau ou de mouton arraché au moment qu'il vient d'être égorgé, eft encore un fort bon topique ; le volatil - huileux exhalé de toutes ces fubftances, relâche les fibres, efface les crifpations, attenuë les humeurs arrêtées, diffipe l'engorgement.

Si l'inflammation attaque les mufcles intercoftaux ou bien la membrane graiffeufe, ce qu'on connoîtra par la difficulté que le malade trouve à demeurer couché fur le côté affecté, & par la douleur qui s'aigrit lorfqu'on enfonce le doigt entre les côtes ; on y appliquera un cataplafme fait avec le blanc de cinq à fix œufs qu'on fera mouffer, qu'on étendra enfuite fur des étoupes & fur lequel on répandra demi once de Poivre long & autant de Gingembre mis en poudre : on le fera chauffer fur une affiete & on l'appliquera tout de fuite.

Lorfqu'il fe fera paffé un jour depuis la derniere médecine, on purgera de nouveau le malade, tant pour épuifer les fucs fébriles que les premieres voies peuvent fournir encore, que pour évacuer ceux qui ont paffé dans le fang ou qui s'y font formés par la continuation de la fiévre & les ofcillations contre-nature des vaiffeaux. C'eft par cette raifon qu'il faudra purger de deux jours l'un, jufqu'à l'entiere guérifon.

Mais comme il y a beaucoup moins à vuider qu'au commencement de la maladie ; qu'il s'en faut bien que le malade ait les mêmes forces & qu'au furplus les humeurs quafi fonduës ont pris une détermination vers les glandes des inteftins ; on fe fervira de purgatifs plus doux, & qui ayent plus de rapport à l'état de la poitrine ; tels font la Caffe & la Manne, à qui on donnera un peu d'activité par l'addition des fels Vegetal ou d'Epfom : fi même le ventre eft fort libre & que les entrailles paroiffent extrêmement délicates, une once de Caffe fraichement mondée & deux onces de Manne délayées dans un ou deux verres d'eau ou de tifanne, purgeront fuffifamment.

Suivant cette méthode , il eſt aiſé de comprendre qu'à meſure que les oſcillations des vaiſſeaux toujours multipliées dans la fiévre , détruiront la cohérence des parties du ſang , de concert avec les délayans & les légers inciſifs ; la plus grande partie de la matiere morbifique fera entraînée par la voie des purgations : c'eſt là l'effet de l'Art.

Mais la nature , c'eſt-à-dire , cette liaiſon , ces rapports , cette harmonie de mouvemens entre les ſolides & les fluides qui compoſent l'œconomie animale , cet ordre admirable des reſſorts qui la regiſſent ; la nature , dis-je , ſe ménage d'autres moyens & ſe choiſit ſouvent une autre route pour ſe débarraſſer du reſte des molécules fébriles , aſſez maſſives pour entretenir le trouble dans la circulation , aſſez actives pour ſervir d'aiguillon à la force ſyſtaltique du cœur & des artéres : mais en même-tems aſſez déliées pour enfiler les tuyeaux excrétoires de la peau.

Cette route eſt celle de la ſueur , qui ne peut manquer d'être ſalutaire dans le déclin de la Pleuréſie ; au lieu que celle qui paroît au commencement ne ſert qu'à mettre à ſec un ſang dont la viſcoſité s'oppoſe déjà à la liberté de ſon cours.

Autant donc qu'une ſueur critique doit être entretenuë par une boiſſon abondante & un peu diaphorétique , & que pendant ſa durée on ſe doit interdire tout reméde capable de l'interrompre ; autant doit-on faire peu de cas de celle qui eſt ſymptômatique. Il convient même de la réprimer ſi elle eſt trop copieuſe , ſoit en rendant plus légeres les couvertures du malade , ſoit en le faiſant changer de place dans ſon lit pour en chercher la fraicheur. Sydenham (*u*) faiſoit lever ſes malades dans un climat bien plus froid que le nôtre.

Ce feroit certainement mal diſcerner les mouvemens de la nature d'avec ceux de la maladie , & tomber dans une négligence bien condamnable , que de demeurer ſpectateur oiſif des ſueurs qui ne procurent aucun ſoulagement , qui font plus de mal que de bien , & d'attendre qu'elles ayent ceſſé pour employer des remédes dont l'application faite dès le commencement de la maladie , décide ſi ſouvent du ſort qu'elle doit avoir. Il m'eſt arrivé , je ne ſçai combien de fois , de trouver des malades tous couverts de ſueur ; je les faiſois changer de linge pour les ſaigner tout de ſuite ; & contre mes déſirs la ſueur continuoit avec la même abondance qu'avant la ſaignée.

Un autre objet dont il convient eſſentiellement de s'occuper , c'eſt de rendre libre & abondante la ſortie des crachats ; Hyppocrate en a marqué l'importance dans pluſieurs endroits de ſes ouvrages. La Pleuréſie

(*u*) Ubi ſuprà.

féche lui paroît fort mal - aifée à guérir. (*x*) Selon que les crachats fe montrent plutôt ou plus tard, ils lui font un préfage de la briéveté ou de la longueur de la Pleuréfie. (*y*) Sur ce qu'ils ne paroiffent pas dans quatorze jours, il prédit la fuppuration. (*z*) Si dans les premiers jours ils font jaunâtres & mêlés de peu de fang, il en tire un pronoftic avantageux. (*b*)

Des crachats de cette efpèce font falutaires & débarraffent la poitrine ; ils ne peuvent donc être fupprimés fans danger comme on le voit fouvent arriver par la faignée (*c*) que des perfonnes qui n'ont pour principe qu'une routine aveugle, placent inconfidérément dans tous les états de cette maladie.

Il eft certain que rien ne difpofe mieux les humeurs à la fécretion, que ce qui les délaye & les divife, comme font la tifanne pectorale & les apozémes anti-pleurétiques dont nous avons parlé plus haut ; cependant comme la matiere des crachats eft ordinairement interceptée par le refferrement fpafmodique des glandes des bronches & de la trachée-artére ; on s'attachera à les rélâcher par les Huileux & les Sédatifs. On mêlera pour cet effet deux onces d'huile d'Amandes douces, fix gros de fyrop de Pavot blanc & une once de fyrop Violat, de Tuffilage ou d'Altæa, pour en former un Looch ; le malade en mettra de tems-en-tems dans fa bouche une demi-cueillerée & ne l'avalera que le plus tard qu'il le pourra, pour donner à l'air qui entre dans la poitrine, le tems de fe charger des parties onctueufes de ce reméde.

Ce Looch procurera en même-tems un autre avantage , il calmera la toux qui eft un fymptôme d'autant plus fâcheux dans la Pleuréfie, que la douleur du côté s'aigrit à chaque fecouffe de la poitrine.

Pour rélâcher encore les fibres qui font trop tenduës, & dont la crifpation étrangle les vaiffeaux , on fera refpirer la vapeur d'une décoction de feuilles de Mauve , de Guimauve, de Violette , de Pariétaire & de graine de Lin écrafée : cette décoction fe fera dans l'eau commune.

(*x*) *Pleuritides ficcæ ac fine fputo , difficillimæ funt.* Coac. prœnotion.
(*y*) *Sputum in morbo laterali , ubi maturefcere & expui tertia die incæperit, celeriùs folutiones facit ; quod fi pofteriùs, tardiores.* ibid. Aph. 12. Sect. 1.

(*z*) *Qui Pleuritide laborant , nifi intra dies 14. fupernè repurgentur ; iis in empyema fit morbi tranflatio.* Aphor. 8. Sect. 5.

(*b*) *Si inter initia morbi fputum excernitur flavum pauco permixtum fanguine, falutare eft & confert admodùm.* Lib. prœnotion.
(*c*) *Bagliv.* de Pleuritid.

Mais ſi la viſcoſité de l'humeur bronchiale fait un nouvel obſtacle à la ſécretion, on mettra le ſyrop d'Eryſimum à la place des autres ſyrops béchiques, & on employera le blanc de Baleine, qui, comme l'on ſçait eſt un bon expectorant un peu inciſif.

Enfin s'il paroît néceſſaire de briſer d'avantage, on reveillera l'oſcillation des vaiſſeaux en ajoûtant au Looch ci-deſſus, une once d'Oximel ſcillitique, le Diaphorétique minéral non lavé, & l'Anti - hectique de Poterius, chacun à la doſe d'un demi gros.

La plûpart des Pleuréſies & les Péripneumonies cédent à cette pratique : cependant il y en a de ſi rebelles, que malgré ces remédes, les ſymptômes vont toujours en augmentant, ce qui dénote l'état ſpaſmodique des ſolides & l'épaiſſiſſement général des fluides : dans ces circonſtances, le Kermès minéral eſt le meilleur reméde qu'on puiſſe employer.

J'ai ouï dire à M. Lemery, dans ſes leçons de Chymie, qu'ayant été appellé pour un malade qu'une fluxion de poitrine avoit reduit aux abois, ſans connoiſſance & preſque ſans pouls, ne crachant plus & dans le râle ; il avoit tenté comme une derniere reſſource le Kermès minéral, qui commençoit alors d'acquérir de la célébrité dans Paris ; qu'il en avoit fait prendre environ vingt grains, un grain d'heure en heure, ſans qu'il parût aucun changement dans l'état du malade ; qu'enfin ayant continué d'en donner encore quinze grains dans le même ordre, le malade commença à revenir, qu'il rendit deux pleines aſſiettes de crachats noirs, & qu'il guérit enſuite parfaitement. Il a fait inſerer cette obſervation dans les Mémoires de l'Académie Royale des Sciences (d).

Quoique le Kermès minéral ait été donné pour ainſi dire à pleines mains dans un cas déſeſpéré, néanmoins la doſe ordinaire de ce reméde n'eſt que de quatre à ſix grains. Ce qu'il y a de fâcheux quand on le preſcrit, c'eſt l'incertitude des voies par où il agira ; puiſque tantôt il ſe rend Emétique, ce qui pourtant n'arrive guére quand on le donne grain à grain ; tantôt il ſe rend purgatif ; tantôt ſudorifique ; tantôt enfin il n'opére aucune évacuation ; & malgré cela j'ai toujours remarqué que les malades ſe trouvoient mieux après en avoir uſé ; ce qui eſt une preuve que ſe portant dans les plus petits vaiſſeaux, il y facilite la circulation, il y briſe les humeurs ; auſſi les purgatifs opérent-ils plus abondamment le lendemain de ce reméde.

Lors donc qu'après la ſeconde médecine ou même la premiere qui ſuit l'Emétique, on trouve que la maladie empire, que la poitrine riſque de s'embarraſſer, on délayera quatre ou ſix grains de Kermès minéral, ſui-

(d) Année 1720.

vant le tempérament du malade, dans deux onces d'huile d'Amandes douces & une once de syrop de Capillaires, & on fera user de ce mélange cuillerée à cuillerée de façon qu'il dure autant d'heures qu'il y aura des grains de Kermès ; faisant boire un verre de tisanne toutes les fois qu'on en aura donné.

Si l'Eréthisme est grand & la douleur du côté vive, on ajoûtera à ce mélange une demi-once ou six gros de syrop Diacode : tout comme s'il paroît quelque disposition à la sueur & que la peau soit relâchée, on mettra le Kermès dans une potion diaphorétique, qu'il sera toujours bon de rendre anodine par l'addition du Diacode.

Je ne dois pas omettre ici, que lorsque la Pleurésie dépend d'un épaississement extrême des humeurs, sur-tout quand elle est épidémique & maligne, Baglivi (e) vante comme un secret le Camphre dont on pourra donner deux ou trois fois le jour, deux grains à chaque prise, reduits en bol avec ce qu'il en faudra d'huile d'Amandes douces.

Le même Auteur assure après des expériences sans nombre, que les vésicatoires aux jambes, quel jour de la maladie que ce soit qu'on les applique, font un reméde merveilleux contre la difficulté de respirer & de cracher, qui accompagne sur-tout les Pleurésies occasionnées par le froid excessif de l'hiver (f) Vansvviéten les recommande aussi (g) lorsque le râle indique que le poumon se remplit. Il dit encore (h) qu'un fort vésicatoire appliqué sur l'endroit de la douleur, l'a souvent appaisée.

On en comprendra aisément la raison pour peu qu'on soit versé dans le traitement des fiévres malignes, où les vésicatoires font d'une si grande efficatité pour donner de la fluidité à la lymphe & pour ranimer le jeu des vaisseaux.

Ces observations nous ramènent au principe que nous avons posé dès le commencement ; je veux dire que la fiévre qui accompagne essentiellement la Pleurésie, doit être nôtre objet principal ; que par conséquent, si cette fiévre est maligne, on doit encore plus s'occuper de la nature de cette fiévre que de la Pleurésie.

Ainsi lorsqu'avec une fiévre violente ; un grand mal à la tête, des insomnies opiniâtres, un ton de voix ferme, donnent lieu de craindre que le cerveau ne s'enflâme ; on rabattra l'impétuosité du sang qui s'élance vers cette partie, par des saignées réïterées au pied ; pour en venir en-

(e) De Pleuritid.
(f) Cap. 3. de commod. ab usu vesicant.
(g) Des Maladies qui regnent communément dans les Armées.
(h) Ibid.

fuite à la faignée de la gorge, fuppofé qu'un affoupiffement conflant, un délyre fourd, des foubrefauts dans les tendons avec une fiévre médio-cre, dénotent la lenteur avec laquelle le fang fe traîne dans les vaiffeaux de ce vifcére.

Enfin le terme de la Pleuréfie étant expiré, & la fiévre à laquelle elle étoit jointe, foit maligne, foit putride, foit continuë fimple, perfiftant encore, fur-tout avec des rehauffemens marqués ; on combattra ces for-tes de fiévres avec les remédes qui leur font appropriés, fans oublier le Quinquina qui achevera de les détruire.

Il eft une autre maladie qui a beaucoup de rapport à la Péripneumonie dont nous avons parlé ; mais qui en différe en ce que les fymptômes quoique plus dangereux encore, font plus lents à fe former. C'eft la fauffe Péripneumonie, dont Sydenham & Boerhaave nous ont donné une defcription d'après nature ; j'en raffemblerai ici les principaux traits, pour la faire connoître aux Chirurgiens de la campagne, qui n'en ont peut-être pas encore eu d'idée.

La fauffe Péripneumonie attaque principalement les perfonnes fujettes à s'enrhumer, celles qui ont de l'embonpoint & qui commencent à dé-choir de la vigueur de l'âge : elle fe manifefte à l'entrée de l'Hiver & le plus fouvent au commencement du Printems, par un abbatement géné-ral, par des friffons & de légéres chaleurs qui fe fuccédent alternative-ment, & par une difficulté de refpirer, accompagnée d'une toux, pen-dant laquelle les malades reffentent des élancemens fi vifs à la tête, qu'il leur femble qu'elle fe rompe par éclats.

La difficulté de refpirer allant toujours en augmentant, elle dégénere en oppreffion de poitrine, qui rend fi difficile le trajet du fang par le pou-mon, que la fiévre fe fait fentir à peine ; & que le malade tombe dans un râle fi fort, qu'on entend de loin le bouillonnement de fa poitrine.

Cette maladie que nous regardons ici comme idiopatique, eft le dégré par où prefque toutes les autres maladies fe terminent à la mort : Auffi voit-on regorger le fang à la plûpart de ceux qui viennent de rendre le dernier foûpir.

Sa caufe prochaine eft l'engorgement des vaiffeaux du poumon par une lymphe vifqueufe accumulée de longue main dans le fang & dont le froid de l'Hiver, & l'alternative de chaud & de froid fi ordinaire dans le Printems, augmentent l'épaiffiffement & la fixent dans le poumon.

Sa cure eft affez conforme à celle de la vraye Péripneumonie, excepté qu'on doit un peu plus infifter fur les remédes qui brifent la lymphe, tels que font le Kermès minéral, les Véficatoires, le Camphre, &c. qu'il faut néanmoins tempérer par les délayans & feconder par les humeĉtans & les relâchans, attendu qu'on ne doit jamais perdre de vuë la néceſſité indiſpenſable de rendre les vaiſſeaux méables en même-téms qu'on donne de la méabilité aux humeurs, pour faciliter les ſécrétions.

Pour cet effet les malades attireront ſouvent par le nez & par la bouche, la vapeur d'une décoĉtion émolliante ; l'Hydromel ſimple ou avec l'Hiſſope fera leur boiſſon ordinaire qu'ils avaleront auſſi chaude qu'ils le pourront ; quinze à vingt gouttes d'Eſprit volatil de ſel Ammoniac, données une fois par jour dans un verre de cette boiſſon, feront un bon reméde contre les ſifflemens qu'ils éprouvent à la poitrine. L'Oximel ſcillitique entrera dans les Loochs : On uſera de beaucoup de blanc de Baleine : Le Diaphorétique minéral ne ſera point négligé. Les vertus de preſque tous ces remédes ſont réünies dans la compoſition du Bol béchique-inciſif de M. Richard de Hauteſierck, premier Médecin des Camps & Armées du Roi, & Inſpeĉteur général des Hôpitaux Militaires de France, dont voici la formule.

Prenez du blanc de Baleine & du Nitre purifié, de chacun deux gros ; de la poudre d'Arum compoſée, un gros ; du Kermès minéral, douze grains ; du Camphre, dix-huit grains. Avec une S. Q. d'Oximel ſcillitique faites-en douze Bols égaux : Le malade en avalera un de trois heures en trois heures.

Enfin ſi l'on donne deux ou trois fois par jour les ſucs de petites Marguerittes à fleur rouge, de Lierre terreſtre & de Creſſon d'eau, de chacun une cuillerée, adoucis par le mélange d'un peu de Syrop violat, on en retirera un bon effet.

Juſqu'ici le traitement de ces maladies eſt aſſez ſimple, & n'éxige pas d'un homme verſé dans la Pratique un grand effort de génie pour ſavoir comment il doit ſe conduire : mais les circonſtances où peuvent ſe trouver les perſonnes du ſexe, font naître des contre-indications, qui de tous les téms ont embarraſſé les Médecins. Les queſtions qu'on peut former à cet égard ſe reduiſent à trois. 1°. Faut-il ſaigner une Femme pleurétique qui aura ſes régles ou qui ſera en couche, quoique l'évacuation ſe faſſe dans la quantité ordinaire ? 2°. Eſt-ce du bras ou du pied qu'il la faudra ſaigner ? 3°. Purgera-t-on même avec l'Emétique, non-ſeulement les Femmes qui ſont dans ces cas, mais encore celles qui ſont enceintes ?

I. La quantité de l'évacuation périodique eſt communément de ſix à huit onces & ſa durée de quatre ou cinq jours. Quoique l'abondance & la durée de celle des Femmes en couche varient ſuivant leur tempérament, & la nourriture qu'elles prennent ; ſelon qu'elles ont perdu durant l'enfantement, ou qu'elles allaitent : la quantité ordinaire des vuidanges, eſt d'une demi - livre à une livre, & leur durée de quinze à vingt jours : or il eſt rare que les adultes guériſſent dé la Pleuréſie ſi on leur tire moins de quarante onces de ſang. (*i*) par cet ordre, il eſt aiſé de voir qu'on ne peut s'empêcher d'employer la ſaignée dans le traite- ment d'une maladie, qui éxige qu'on tire dans quelques heures par une prompte révulſion, trois ou quatre fois plus de ſang, qu'il n'en diſ- tille dans pluſieurs jours par les voies ordinaires. (*k*)

Ce que la raiſon dicte, ſe trouve confirmé par d'heureuſes expérien- ces. Vanſvviéten (*l*) a fait ſaigner avec beaucoup de ſuccès dans le tems des régles & des vuidanges, quoique les évacuations allaſſent leur train accoûtumé. Un Accoucheur célébre (*m*) rapporte qu'une Femme accouchée de la veille, ſeroit morte ſuffoquée ſi on ne l'eut ſaignée pluſieurs fois, malgré l'abondance de ſa perte. Le même Auteur dit qu'- il fut obligé de ſaigner neuf fois une autre Femme en couche, atteinte d'une Pleuréſie, quoique tout ſe paſſât très-bien du côté de ſon ſexe. Il faut certainement que les accidens de la Pleuréſie preſſent bien peu, pour ſe diſpenſer d'en venir à la ſaignée.

II. Mais eſt-ce du bras, eſt-ce du pied qu'il convient de ſaigner ? Cette queſtion ſeroit aiſée à décider, ou plutôt elle ſeroit abſolument inutile ſuivant l'idée de quelques novateurs, d'ailleurs fort recommandables par l'étenduë de leurs connoiſſances, qui regardent comme chimériques la dérivation & la révulſion, & qui reduiſent les effets utiles de la ſaignée à l'évacuation.

Cependant il me ſemble que quand il s'agit de renverſer une opinion accréditée par un grand nombre de ſiécles, & qui a réüni les ſuffrages de tous les Médecins ; on doit être bien circonſpect à prononcer, ou être bien ſûr de la fauſſeté des principes ſur leſquels elle porte.

Tout le monde ſçait que la ſaignée eſt un des meilleurs remédes pour prévenir l'avortement qu'une perte commenceante donne lieu d'appré- hender : ces Ecrivains auroient - ils l'imprudence de faire ſaigner indiffé- remment du bras ou du pied, dans cette circonſtance ?

Quoiqu'il en ſoit, il regnoit à Limoges en 1718. des fiévres malignes qui enlevoient preſque toutes les Femmes nouvellement accouchées. Les Médecins de Paris furent conſultés à cette occaſion : entr'autres re-

(*i*) *Sydenh.* Pleurit.
(*k*) *Eoque magis , quód citiore revulſione requiſitâ , fluxus ordina- rius , non niſi guttatim prodeat.* de Haën.
(*l*) §. 890.
(*m*) *Lamothe ,* Traité des Accouchemens. Liv. 2. pag. 224.

remédes

médes appropriés à la nature du mal, leur Avis, que j'ai en main, est de prendre pour maxime de saigner plutôt du bras que du pied, quand les vuidanges font tout-à-fait supprimées ; parce que dans un tel cas, il y a toujours une disposition à l'inflammation de la matrice, & que la saignée du pied détermine d'avantage, disent-ils, le sang vers l'Aorte inférieure, d'où il suit que l'engorgement déjà fait augmente, aussi-bien que l'inflammation qui faisoit périr ces malades.

La vérité de cette maxime se justifie par quantité d'heureux événemens arrivés en conséquence de cette pratique, & rapportés par un Accoucheur qui a répandu de grandes lumieres dans son Art. (n)

Il y a fort peu de tems que j'en ai vu moi-même la confirmation dans la Femme d'un Cuisinier, accouchée de huit jours, dont la perte étoit entiérement supprimée : la fiévre, la tension & la vive douleur au bas-ventre annonçoient l'inflammation. Deux saignées du bras, des lavemens & des fomentations émollientes calmérent ces accidens ; après quoi quelques doux purgatifs la remirent en santé.

Une Femme fort sanguine a difficilement ses régles : elles se suppriment toutes les fois qu'on la saigne du pied, & deviennent plus abondantes quand on la saigne du bras. On demande la raison de ce phénoméne aux Médecins de Montpellier ; ils la tirent, eh peut-elle se prendre d'ailleurs ! de ce que la saignée du pied détermine une plus grande quantité de sang vers les vaisseaux de l'Uterus qui sont déjà affaissés sous le poids de ce liquide ; au lieu que la saignée du bras faisant révulsion, les vaisseaux trop distendus reprennent leur jeu de ressort. (o)

Peu de gens ignorent l'observation de Lindanus rapportée par Ettmuller, (p) suivant laquelle on fait, pour ainsi dire, promener l'inflammation au gré de la saignée. Un homme est atteint d'une Ophtalmie à l'œuil droit, on le saigne du bras du même côté & l'inflammation augmente : on le saigne du bras gauche, l'inflammation se jette sur l'œuil gauche : on le resaigne du bras droit, il devient presque borgne de l'œuil droit : on le saigne de rechef au bras gauche, même accident ménace l'œuil de ce côté : enfin la saignée du pied rétablit les deux yeux. Voilà donc la réalité de la révulsion & de la dérivation prouvée par des autorités respectables & par des expériences certaines.

Cela posé : le Médecin, dont la fonction est d'être le fidéle sectateur de la Nature, doit ordonner les saignées de façon à n'en pas déranger le cours ; prenant garde néanmoins de surcharger les parties affectées en y

(n) *Moriceau*, Observ. 287. 350. 473.
(o) *River.* observ. 2. Cent. 1.
(p) De Ophtalmiâ.

D

determinant une plus grande quantité de fang, parce que trop occupé de l'évacuation naturelle, il pourroit augmenter la maladie.

Ainſi il fera faigner du pied, quand la Pleuréfie aura fon fiége dans la partie fupérieure de la poitrine, c'eſt-à-dire, à l'endroit depuis la cinquiéme côte fupérieure juſqu'en haut : cette faignée dérivative vers l'Uterus, fera en même-tems révulfive des vaiffeaux qui viennent des branches afcendantes de l'Aorte, & plus révulfive encore que fi on la faifoit du bras oppofé au côté malade : ceci eſt conforme aux Loix de l'Hydraulique tirées de l'origine & de la diſtribution des vaiffeaux.

Suivant ces mêmes Loix on faignera du bras, lorſque l'inflammation occupera la partie inférieure de la poitrine, ou bien le poumon, parce qu'alors le fang fe trouve arrêté dans les vaiffeaux qui fortent du tronc inférieur de l'Aorte.

Il eſt vrai que cette faignée qui détourne le fang du bas de la poitrine, n'aura pas tout comme l'autre, le double avantage de la révulfion & de la dérivation fimultanées en le déterminant vers l'Uterus, puiſqu'au contraire elle l'en rappellera : mais comme il feroit bien plus dangereux d'augmenter l'engorgement des intercoſtales inférieures & des bronchiques en faignant du pied, qu'il n'eſt à craindre d'interrompre l'écoulement naturel par la faignée du bras ; on ne doit point balancer entre la certitude d'un bien préfent & l'incertitude d'un mal à venir.

C'eſt à peu près la Doctrine qu'on enfeigne dans l'Hôpital de Vienne, où une grande Princeffe qui couronne fes vertus Royales par fon zéle pour la confervation du genre humain, a établi des Profeffeurs de pratique, dont les Obfervations renduës publiques tous les ans par M. de Haën, établiffent l'Art de guérir fur des faits & l'enrichiffent d'utiles découvertes.

Parce que la faignée du bras empêche qu'il ne fe porte autant de fang vers le bas, ce n'eſt pas à dire pour cela que la perte doive fe fupprimer ; J'ai de mon chef des obfervations du contraire, il n'y a pas encore trois mois que je fis faigner au bras dans le tems de fes régles, une Dame de cette Ville, dont la poitrine eſt extrêmement délicate, & qu'une toux opiniâtre faifoit cracher le fang tout pur : l'hémoptyfie s'arrêta & les régles continuerent leur train. Lamothe & Tulpius, au rapport de Vanfwiéten (q) ont heureuſement employé, non-feulement la faignée du pied, mais encore plufieurs faignées du bras pour la Pleuréfie, dan des couches où la perte alloit très bien.

Il n'arrive pas non-plus de la faignée du bras, tous les événemen

(q) Ubi fupra.

ue le vulgaire s'imagine. Combien de fois n'a-t-elle pas été faite à des femmes qui se croyant grosses prenoient l'accident de leur séxe pour l'avant-coureur de l'avortement, sans que leur santé en ait souffert la plus legere atteinte ?

Si après ce détail, cette saignée laissoit encore quelque scrupule ; on pourra, suivant le conseil d'un des plus sages Médecins de la faculté de Paris, (*r*) ouvrir la veine du pied en même-tems que celle du bras : les deux saignées faites ensemble, entretiendront le sang dans l'uniformité de son cours & mettront l'équilibre entre les deux déterminations opposées que ces deux différentes saignées lui donneroient si on les faisoit séparément. Reste à savoir s'il faut purger ces Femmes.

III. Dèsqu'il est prouvé que la Pleurésie est un symptôme de la fiévre, il est également décidé qu'il faut purger ; parce qu'on s'attacheroit en-vain à détruire un effet dont on laisseroit subsister la cause, & qu'on ne peut enlever cette cause que par des purgations réïterées. On prescrira donc dans la Pleurésie, les emétiques & les purgatifs, malgré l'accident ordinaire du séxe & durant le cours des vuidanges, comme on feroit en pareilles circonstances dans la fiévre putride, vermineuse ou maligne ; & cela avec d'autant plus de célérité, que le terme de la Pleurésie est bien plus court que celui de la fiévre avec laquelle elle se trouve compliquée.

Le cas est bien plus embarrassant lorsqu'il est question de grossesse. Cet état demande les remédes les plus doux, & ces remédes sont insuffi-sans pour guérir la Pleurésie : elle résiste même aux purgatifs d'une for-ce moyenne, pour bien qu'on les réïtere ; le Kermès mineral tout spé-cifique qu'il paroit être, produit quelques fois des évacuations considéra-bles par les selles, sans un meilleur succès. Ce sont des faits dont chacun peut comme moi se convaincre par sa propre expérience ; car ou ces Femmes meurent sans avorter, ou bien elles avortent & meurent ni plus ni moins peu de tems après.

Envain espére-t-on quelque secours des vuidanges qui suivent ; elles ne tardent pas à se supprimer, la fiévre rédouble, & l'oppression enléve la malade par le reflux des humeurs vers la poitrine pour la génération du lait, comme l'a très-bien remarqué Moriceau, dont les Observations (*s*) confirment le prognostic d'Hyppocrate sur les maladies aiguës (*t*)

(*r*) *Hecquet*, Médecine naturelle vuë dans la pathol. vivante. Tom. 1. pag. 286.
(*s*) Observ. 35. 72. 221.
(*t*) *Gravidam acuto morbo corripi ; Lethale.* Aph. 30. Sect. 5.

D ij

& notamment fur les Pleuréfies & les Péripneumonies qui attaquent les Femmens enceintes. (*u*)

Je laiffe donc aux Médecins les plus prudens à décider s'il y a d'autre parti à prendre, pour prévenir le trifte fort qui ménace ces Femmes, que de les faire vomir, avec toute la circonfpection que les circonftances éxigent & cela dès le commencement de la maladie, à moins que les fymptômes n'en foient extrêmement légers ; ou tout au moins dès auffi-tôt que le mal prend une tournure un peu férieufe ; parce qu'on doit s'attendre à les voir perir, fi on les traite avec plus de ménagement.

On fent bien que l'emétique, à quelque foible dofe qu'on le prenne, ne fera pas fans danger, puifqu'il peut attirer la fauffe couche. Il feroit certainement à fouhaiter qu'on trouvât quelque expédient moins hazardeux : mais dès-que l'Art n'a pas de meilleure reffource, ne vaut-il pas mieux détourner la plus trifte des cataftrophes par une hardieffe falutaire, que d'en être immanquablement le fpectateur dans une funefte timidité ?

D'ailleurs ne peut-on pas efpérer qu'une couche occafionnée par un reméde qui dégage la poitrine en même-tems qu'il vuide une partie de la caufe morbifique, n'aura pas des fuites auffi fâcheufes pour la mere ? Et n'y a-t-il pas lieu de préfumer que le Fœtus expulfé par les efforts d'un emétique naîtra plutôt en vie (ce qui eft fort confolant du côté de la Religion) que quand il aura demeuré long-tems expofé à l'action d'une fiévre violente ?

Au furplus, il s'en faut bien que l'emétique foit toujours fuivi de l'effet qu'on en redoute : à qui n'eft-il pas arrivé, que fous de faux prétextes on a extorqué des remédes violens, dans la vuë de cacher l'ignominie fous le voile d'un crime qui fait fremir la nature ; fans que la Providence, qui veille d'une manière fpéciale à la confervation des Etres, ait permis l'accompliffement d'un fi horrible deffein ? Et n'a-t-on pas fouvent fait vomir des Femmes qu'on ne croyoit point enceintes, & d'autres dont la groffeffe étoit bien décidée ; mais qui étoient attaquées d'une maladie mortelle, comme d'une fiévre maligne, d'une affection foporeufe, &c. & néanmoins elle fe font tirées de ce mauvais pas, & ont heureufement accouché à terme ? (*x*)

Il le faut avouer, ce font là de ces cas épineux où, quand les coups

(*u*) *Hi morbi ex neceffitate mortem afferunt. . . mulierem utero gèrentem fi pulmonis inflammatio, aut febris ardens, aut morbus lateralis. . . . prehendit.* Lib. I. de morbis.

(*x*) *Moriceau.* Obferv. 471. 258.

de Maître ne réüffiffent pas , on s'expofe à la cenfure du Public : mais que peuvent fes clameurs , même les plus bruyantes , contre un Médecin rempli de droiture , qui allie ce qu'il doit à la Religion , avec les connoif-fances de fon Art.

Si fractus illabatur orbis ,
Impavidum ferient ruinæ Horat. Od. L. 3.

Au refte , en expofant la Méthode qui m'a parfaitement réüffi dans cette Province , je n'ai garde de prétendre qu'on doive s'y conformer fcrupuleufement dans tous les Païs. Quoique les regles de l'Art foient par-tout les mêmes , on eft néanmoins obligé de les plier au climat , à la façon de vivre & à la conftitution des fujets. *Differre quoque pro natura locorum genera Medicinæ , & aliud opus effe Romæ , aliud in Ægypto , aliud in Gallia.* (*y*)

C'eft ainfi qu'à Paris , où l'on méne une vie fédentaire & où l'on fe nourrit de mets fucculens , on faigne beaucoup ; qu'en Italie ou l'on vit avec beaucoup de frugalité , on purge moins qu'ailleurs ; & qu'à Rome on ufe peu de l'emétique , parce que la compléxion des Habitans de cette Capitale ne s'acommode pas bien de ce reméde. (z)

Enfin puifque Baglivi marque expreffément dans fes Ouvrages , qu'-il écrit à Rome , & qu'il refpire l'air de Rome. *Romæ fcribo , & in aëre Romano ,* je dirai à mon tour , que cet à Auch que j'écris & que c'eft pour les Habitans de ce climat que j'écris.

Cette pratique générale étant établie , les obfervations qui fuivent ferviront à la confirmer : elles fourniront en même-tems des modéles pour en faire l'application aux cas particuliers.

OBSERVATION PREMIERE.

Un homme robufte , accoûtumé à un genre de vie pénible , d'un tem-pérament fanguin tirant fur le bilieux & dans la quarante-cinquiéme an-née de fon âge , reffentoit aux fauffes côtes droites , une douleur poignan-te des plus vives , qui lui traverfoit la poitrine & l'empêchoit de fe coucher fur le côté malade. Il n'avoit ni fiévre , ni renvoi qui pût faire foubçonner quelque chofe de vicieux dans les premieres voies ; trois fai-gnées n'avoient fervi qu'à augmenter fa douleur : les cataplafmes & les linimens anti-pleuretiques avoient été mis en œuvre fans fuccès. Le qua-

(*y*) *Cels.* Lib. 1.
(z) *Bagliv.* Epift. ad D. Andry.

triéme jour de fon mal, il prit une once de Syrop emétique, qui le fit vomir cinq à fix fois, & dès auffi-tôt il fe trouva fi bien guéri, qu'il alla reprendre fes premieres occupations.

OBSERVATION DEUXIE'ME.

Une Demoifelle âgée de 10. ans & d'un tempérament délicat, paffe la nuit du 14. Août 1752. avec beaucoup d'inquiétude.

Le lendemain, quand on veut favoir le fujet de fon infomnie, elle fe plaint d'un point de côté avec fiévre. On la faigne deux fois dans la journée ; elle a quelque naufée ; mais feulement après le bouillon. Sur le foir, la fiévre & le point du côté redoublent vivement par un friffon : la nuit fe paffe dans une efpèce d'affoupiffement.

Le 16. on m'appelle, je trouve la fiévre & la douleur au côté fort confidérables, je la fais refaigner, & lui prefcris pour l'après - midi trois gros de Syrop émétique & une once de Mànne dans l'infufion de fleurs de Pêcher. Ce reméde n'agit pas du tout : on lui fert deux lavemens qui la vuident très-bien & qui entraînent un ver : on lui donne une once d'huile d'Amandes douces, elle paffe mieux la nuit.

Le 17. la fiévre & la douleur du côté ont un peu relâché. Pour fatisfaire les Parens qui redoutoient les emétiques antimoniaux, j'ordonne 15. gr. d'Ipécacuanha. & une once de Manne dans l'infufion de *Semen contrâ* & de fleurs de Pêcher. Ce reméde l'a fait beaucoup vomir, touffer & cracher des phlegmes gluans ; ce qui joint à la fécouffe que fouffre la poitrine, produit un fi bon effet, que le foir-même la fiévre & le point du côté furent enlevés, fans qu'il y eut eu d'évacuation par le bas.

Le 18. elle prend une médecine avec un gros de Sené, un gros de fel d'Epfom, une pincée de poudre à vers, une once de Manne & tout autant de Syrop de fleurs de Pêcher. Elle eft très-bien purgée fans rendre d'autre ver que celui dont on a parlé, & recouvre fa premiere fanté.

OBSERVATION TROISIE'ME.

La Fille d'un Tailleur âgée de 12. ans & fujette depuis le berceau à une efpèce d'Afthme humide ; eft prife le 14. Mars 1765. d'une petite fiévre précédée d'un léger friffon.

Le 15. pareil friffon & pareille fiévre, qui ne l'oblige pourtant pas de s'aliter.

Le 16. nouveau friffon, mais prélude d'une fiévre plus forte qui devient continuë, & à laquelle fe joint, pendant la nuit, un point de côté.

Le 17. on la faigne deux fois.

Le 18. on la faigne encore. On m'appelle l'après-midi. La douleur s'é-
tend par tout le côté gauche de la poitrine jufqu'à l'épaule & fait beaucoup fouffrir la malade, quand elle touffe. Je lui fais prendre dans deux
petits verres d'eau, deux grains de Tartre emétique qui la vuident confi-
dérablement par haut & par bas, lui font rendre des vers & diminuent
beaucoup la douleur.

Le 19. je la purge avec une petite médecine ordinaire : elle rend encore des vers : la fiévre & la douleur ne fe font prefque plus fentir.

Le 20. elle eft au mieux.

Le 21. je la repurge encore, pour affermir fa fanté.

OBSERVATION QUATRIE'ME.

Une Dame d'environ 48. ans, d'un tempérament mol & pituiteux après
avoir effuyé quatre ou cinq accès d'une fiévre double-tierce, qui ne l'empêchoit pas d'agir & pour laquelle elle avoit été purgée ; fût faifie le 27.
Décembre 1764. d'un nouveau friffon de fiévre qui devint continuë, mais
qui ne fut jamais forte & à laquelle fe joignirent un peu d'affoupiffement,
un grand accablement avec une douleur fourde fous la mamelle gauche.

Le 28. au matin on la faigne & on la met à l'ufage de la tifanne pectorale ; le fang eft extrêmement coëneux : fur le foir, la douleur traverfe
la poitrine jufqu'au côté droit, on la refaigne.

Le 29. on lui donne fept gros de Syrop emétique qui agit beaucoup
par haut & par bas. La douleur du côté femble avoir diminué par l'action
de ce reméde ; mais dans la nuit le crachement de fang fe manifefte, il eft
même des crachats où il ne paroît que du fang.

Le 30. au matin on la faigne encore, & à midi on la purge avec une
demi-once de follécules de Sené, de fel d'Epfom & de moëlle de Caffe &
une once & demie de Manne. La toux & la douleur la fatiguent beaucoup durant la nuit.

Le 31. on la fait ufer du Looch, du Liniment & des Apozémes anti-
pleurétiques ordinaires.

Le 1. Janvier fon état eft le même ; on la purge comme ci-deffus.

Le 2. même état ; on réïtere la purgation.

Le 3. la fiévre va fon train accoûtumé, cependant la douleur du côté
n'eft pas fi vive ; mais la malade touffe beaucoup & crache avec peine ; on
emploie le blanc de Baleine & toujours le Looch, qui rendirent l'expectoration plus libre pendant la nuit.

Le 4. Il fe montre une petite fueur qu'on entretient avec les Apozémes
anti-pleurétiques.

Le 5. Cette sueur persiste, la douleur du côté cesse & la fièvre est presque enlevée.

Le 6. on la purge de nouveau, après quoi elle est parfaitement guérie.

OBSERVATION CINQUIÈME.

Un Jardinier âgé de plus de 70. ans, ressent pendant la nuit du 25. Décembre 1765. un point au côté de la poitrine, qui le fait beaucoup souffrir : il tousse considérablement & crache fort peu : les crachats qu'il rend
sont mêlés d'un peu de sang fort délayé : il a quelque nausée.

Le 26. au matin on le saigne deux fois. Je fus appellé l'après-midi ; le
sang qu'on lui avoit tiré étoit d'un beau rouge ; la fièvre n'étoit pas violente, ni l'artére tenduë, mais comme son point étoit vif, je le fis resaigner sur le champ & lui prescrivis pour une heure après cette saignée,
une once de Syrop emétique. Ce reméde agit plus par bas que par haut
& diminua la violence de la douleur du côté, qu'on frotte néanmoins
avec le Liniment anti-pleurétique.

Le 27. la fièvre est moindre ; je le purge avec une demi-once de Sené,
autant de sel d'Epsom & une once & demie de Manne, ce qui lui fait rendre des vers par haut & par bas.

Le 28. il est sans fièvre, mais non pas absolument sans douleur au côté ;
on continuë le Liniment.

Le 29. je le purge encore avec trois gros de Sené, une pincée de poudre à vers, demi-once de sel d'Angleterre & une once & demie de Manne, par-dessus un bol de vingt gr. de mercure doux. Il rend sept vers, &
le reste du point au côté se dissipe bientôt après.

OBSERVATION SIXIÈME.

Un Soldat du Régiment d'Auch, montant la Garde le soir du 18. Avril
1765. se trouva saisi d'un froid considérable.

Le lendemain il sentit un point sous la mamelle, accompagné d'un crachement de sang. Je le vis sur le soir & lui trouvai beaucoup de fièvre,
le visage allumé & la langue séche, j'ordonnai qu'on le saignat, qu'on lui
servit un lavement d'eau & qu'il usat de la tisanne pectorale nitrée.

Le 20. il fallut le resaigner à 5. heures du matin, parce que la douleur
du côté le pressoit. A 7. heures il fut purgé avec trois grains de Tartre
stibié dans une médecine ordinaire. Je le revis à 9. heures & je trouvai
qu'il avoit été bien vuidé par bas & par haut. Quoique ses crachats fussent fort sanglans, il ne sentoit presque plus son point au côté, il étoit
fort tranquille avec très-peu de fièvre.

Le 21.

Le 21. même état ; le reméde quil avoit pris la veille l'avoit mené pendant la nuit & même un peu ce matin, je lui prescris deux verres de médecine avec un quarteron de Casse en bâton, demi-once de sel d'Epsom & six gros de Tamarins parce qu'il étoit fort altéré : ce petit reméde le purge considérablement.

Le 22. on me dit qu'il avoit passé une nuit fort inquiéte & qu'il battoit la campagne toutes les fois qu'il vouloit s'assoupir ; cependant je ne lui trouve guére plus de fiévre qu'hier au matin : il crache abodamment une férosité sanguinolente ; la douleur du côté ne se fait sentir que quand il s'étudie à la découvrir ; le pouls n'est ni fort, ni plein ; je le mets à l'usage des Apozémes anti-pleurétiques.

Le 23. il a déliré cette nuit comme la précédente lorsqu'il s'endormoit, la langue est féche, la soif grande, les crachats font moins copieux mais toujours mêlés de fang, la fiévre n'a rien d'extraordinaire ; j'ordonne 3. gr. de Tartre emétique dans deux verres de décoction de Tamarins, & qu'on le saigne au pied le soir, si le délire le requiert. Il ne fut pas nécessaire de faire cette saignée, il passa la nuit assez tranquillement.

Le 24. la fiévre & les autres symptômes de la Péripneumonie ont diminué, il ne reste plus que la soif & l'aridité de la langue pour lesquelles on insiste à l'usage de la tisanne pectorale nitrée.

Le 25. la fiévre est encore moindre & la langue plus humectée ; comm'il a quelque peine à cracher, on lui prépare un Looch. Cependant la fiévre redouble à l'entrée de la nuit, avec un feu & une altération extrêmes ; il panche vers l'assoupissement ; on le saigne du pied.

Le 26. la fiévre a baissé ; il sent quelqu'embarras à la poitrine, du côté où étoit la douleur ; les crachats font toujours aqueux & sanguinolens ; il éprouve une grande chaleur d'entrailles ; l'altération & la sécheresse de la langue se soûtiennent, je le purge en deux verres avec les Tamarins, la Casse & la Manne.

Le 27. je trouve qu'il a bien passé la nuit, en effet la fiévre a cessé, la langue est humectée, le peu qu'il crache est d'un bon caractére, je me contente de lui prescrire une médecine avec la Casse & la Manne pour le jour suivant.

OBSERVATION SEPTIE'ME.

Un Officier du même Régiment, enrhumé depuis quelque tems & n'usant d'aucune espèce de ménagement, eut encore l'imprudence de souffrir le froid pendant deux heures à la fenêtre, pour voir tirer un feu d'artifice.

B.

Trois jours après il fut faifi d'un froid encore plus grand, avec de vives douleurs aux jambes, aux Cuiffes, aux reins & à la poitrine : à ce froid fuccéda la fiévre accompagnée d'un point au côté, d'un crachement de fang & d'une fueur imparfaite.

On le faigna quatre fois les deux jours fuivans, on auroit pris le fang qu'on lui tira, pour de la cire jaune.

Je fus appellé le 25. Novembre 1764. je trouvai la fiévre vive, la toux fréquente, le crachat fanglant & peu abondant, la poitrine fort doulou-reufe & un point fi aigu fous la mammelle droite, que pour me fervir de l'expreffion du malade, il lui fembloit qu'on lui enfonçat un canif dans le cœur. Il ufoit déjà de la tifanne pectorale nitrée, je prefcrivis un Lini-ment anti - pleurétique, une nouvelle faignée ; & une heure après une médecine compofée de follecules de Sené, de fel d'Epfom, de Caffe & de Manne, ce qui le purgea très-bien : mais fur le foir, la douleur du côté qui demeura toujours extrêmement vive, s'étendoit fur la region des reins : il y avoit un fpafme prefque général, les mufcles du bas - ventre étoient tendus comme une planche ; tous ces accidens m'obligerent à réï-terer la faignée & à lui donner une once de Syrop de Diacode & beau-coup d'huile d'Amandes douces pendant la nuit.

Le 26. fon état eft le même. Mon intention déjà depuis le commence-ment étoit de le faire vomir : mais craignant que la vivacité des douleurs ne l'empêchat de foûtenir les efforts du remède, je jugeai à propos qu'on le faignat encore afin de donner plus de foupleffe aux organes de la refpi-ration & du vomiffement ; le pouls étoit petit & concentré tant l'artére étoit tenduë : à peine la veine fût-elle ouverte, que le fang darda avec une force furprenante. Un quart d'heure après, le malade prit l'emétique en layage, qui agit fi éfficacement par haut & par bas, que dès ce mo-ment le point du côté & les autres douleurs commencerent à diminuer.

Le 27. il fût purgé doucement avec une once de Tamarins, un quarte-ron de Caffe en bâton, deux gros de fel d'Angleterre & deux onces de Manne dans deux verres de décoction de Polypode de chêne : cependant le fpafme des mufcles de l'abdomen perfiftant & y ayant toujours quelque difpofition à la fueur, je prefcrivis à l'entrée de la nuit une potion com-pofée de cinq onces d'huile d'Amandes douces, deux onces d'eau de Co-quelicoc, une once d'eau de fleurs d'Oranges, demi gros de fang de Bou-quetin, trente gouttes de teinture de Caftor & une once de Syrop de Diacode, pour deux prifes, entre lefquelles un bouillon ordinaire. Ce re-méde ne produifit abfolument aucun effet & la fiévre redoubla dans la nuit.

Le 28. au matin je le purgeai à peu-près comme la veille. A midi on appliqua fur la poitrine & fur le ventre, le poumon de deux moutons qu'on venoit d'égorger à cet effet ; on en renouvella l'application au bout de trois heures, après les avoir fait réchauffer dans une décoction émolliante. Sur le foir, le ventre parût auffi fouple que dans l'état naturel ; il fe développa une fueur fétide, & le malade fe trouva beaucoup mieux. Ce calme ne fût que paffager ; bientôt après la fiévre réhauffa, le ventre fe tendit de nouveau, la douleur des jambes & des cuiffes fe réveilla, la foif devint extrême ; mais la nature gagna fi bien le deffus, que nonobftant vingt felles que le malade pouffa durant la nuit, il fua encore affez copieufement.

Le 29. au matin le redoublement n'a pas encore fini : mais le ventre eft fouple, & quoiqu'il n'y ait jamais eu que très-peu d'expectoration, l'oppreffion & toutes les douleurs font calmées. Le redoublement ceffe à midi ; alors on réïtere la purgation qui agit encore dans la nuit pendant laquelle il furvient une fueur abondante.

Le 30. la fueur continuë & le fonds de la fiévre baiffe. Le redoublement revient après midi, & la fueur va fon train pendant la nuit.

Le 1. Décembre il y a une petite moiteur à la peau & la fiévre eft réduite à peu de chofe : on réïtere la purgation, le malade paffe la nuit à fuer.

Le 2. il n'y a prefque plus de fiévre, on lui fert un lavement.

Le 3. on le purge legérement quoique la fiévre eut ceffé.

Cependant le malade n'ayant touffé & craché que fort peu dans le cours de fa maladie ; une petite oppreffion de poitrine que je remarquois conftament, & une impreffion de douleur à l'endroit du côté où le point s'étoit fait fentir, me faifoient craindre quelque fuppuration fourde dans le poumon : je commençai à bien efpérer par une expectoration & une fueur abondantes qui fe montrerent quelques jours après & qui continuerent tout le mois de Décembre fur-tout pendant la nuit, où il prenoient au malade des quintes de toux, jufqu'à le faire vomir, & dans lefquelles il rendoit une quantité étonnante de crachats glaireux ; après quoi, il refpiroit avec une entiere liberté, jufqu'à ce que changeant de fituation dans fon lit, ou bien deux heures après cette toux laborieufe, la poitrine s'étant remplie de nouveau, la même toux & la même expectoration le reprennoient. Les crachats paroiffoient un peu fufpects de purulence, ils étoient tant foit peu falés, le pouls étoit ému.

Dans ces circonftances, des affaires preffantes l'obligerent de fe retirer chez lui, il partit le premier de l'an & voulut abfolument s'expofer à la rigueur d'une faifon qui lui étoit fort contraire : je n'étois pas tranquille fur fon état, mais j'appris quelque tems après qu'il avoit recouvré fon embonpoint & fa premiere fanté.

OBSERVATION HUITIE'ME.

Un Officier de ce voifinage, qui a réüni les vœux du Public, en fa fa-veur, d'un bon âge & d'un tempérament vif; après s'être échauffé le fang dans les plaifirs de la table, les veilles & le jeu, fe trouva fort degoûté le 2. Janvier 1767.

Le 3. il entreprit un voyage, dans lequel un froid extrême accompagné de vomiffement, l'obligea de retrograder; bientôt après il reffentit un point au côté avec crachement de fang.

Le 4. je le trouvai dans une efpèce de moiteur dont je fis fi peu de cas que je le fis faigner fur le champ : une heure après je prefcrivis fept gros de Syrop emétique qui opéra beaucoup par haut & par bas. Sur le foir la fiévre & le point au côté redoublerent, de forte qu'il fallut le faigner en-core deux fois : le pouls a été toujours mol & le fang déteftable.

Le 5. au matin on réïtere la faignée ; après quoi on le purgea mais feulement avec une demi-once de fel d'Epfom, tout autant de pulpe de Caffe & une once & demie de Manne, dans l'infufion de fleurs de Pêcher, parce qu'il avoit toujours quelque difpofition à aller du ventre. Ce reme-de agit au mieux ; mais la fiévre & le point étant venus à augmenter fur le foir, il fallut le refaigner : on appliqua un poumon de mouton fur l'en-droit de la douleur, & le malade fût affez tranquille pendant la nuit.

Le 6. au matin, le point du côté fe reveille ; nouvelle faignée, on lui fait prendre fix grains de Kermès minéral, un grain d'heure en heure, il fua raifonnablement : mais l'augmentation de la fiévre & de la douleur, obligea de lui ouvrir la veine deux fois dans la nuit.

Le 7. il étoit affez bien : je voulois profiter de cet état pour le purger : l'oppofition du Malade & du Médecin de fa Maifon prévalût, on aima mieux continuer le Kermès minéral, à la faveur duquel le malade fua abondamment toute la journée ; néanmoins le redoublement étant furve-nu pendant la nuit & le point au côté s'étant réveillé, il fallut le faigner deux autres fois.

Le 8. on fût obligé de revenir à la purgation, & de la réïterer encore de deux jours l'un jufques au 17. pour enlever les redoublemens & pour achever de détruire le fonds de la fiévre.

OBSERVATION NEUVIE'ME.

Il y a quelques années, qu'une Dame d'un tempérament fanguin, dans le neuviéme mois de fa groffeffe, & douée d'un bon appetit, avoit fait le 2. Juin, une partie de goûter, où l'on n'avoit pas été fort délicat fur le choix des alimens.

Elle fentit vers le minuit un friffonnement accompagné d'envie de vomir, qui fût le prélude d'une fiévre continuë qui redoubla enfuite tous les foirs, après un femblable friffon.

Le lendemain 3. du mois, elle fût faignée matin & foir.

Le 4. elle fe plaint d'un grand mal à la tête, on la refaigne, le fang étoit coëneux comme dans la Pleuréfie, fans cependant qu'il y eut ni toux, ni douleur à la poitrine. J'aurois voulu la purger après cette faignée : mais la plénitude du pouls & la tenfion de l'artére, joint à cela qu'elle venoit de rendre quelques gouttes de fang par le nez, me firent plutôt réïterer la faignée. Sur le foir on lui fervit un lavement qui durant la nuit la fatigua plus qu'il ne la vuida.

Le 5. elle me parût en état d'être purgée. Quelque gorgée qu'elle avoit rendu : étoit une indication pour la faire vomir : fa groffeffe avancée me retint ; je me contentai de lui prefcrire deux verres de tifanne Royalle ordinaire, entre lefquels un bouillon coupé, pour agir avec plus de précaution. Deux heures après quelle eut pris le premier verre, elle fût faifie d'un point fi violent fous la mammelle droite, qu'il la mit aux hauts cris, fans qu'il y eut néanmoins aucune augmentation de fiévre. La quantité d'huile qu'on lui fit avaler, les linimens dont on lui frotta le côté, la faignée qu'on mit encore en œuvre ; rien ne fût capable de la foulager. La fouffrance fembloit lui faire perdre la refpiration ; la poitrine étoit dans un fpafme fi grand, que la malade ne pût ni touffer ni cracher. Sur le foir ou lui fervit un lavement, elle le garda de même que le verre de médecine qu'elle avoit pris. On recourut au Diacode, elle fouffrit toujours également ; enfin elle accoucha dans l'efpace d'un quart d'heure, à 4. heures & demie du matin.

Le 6. je la vis deux heures après qu'elle eut accouché ; fon point au côté la preffoit prefque auffi vivement & la fiévre étoit plus forte qu'elle n'avoit jamais été.

Le 7. la violence de la douleur & de la fiévre eft toujours la même : les vuidanges menacent de fe fupprimer, on lui fert un lavement après lequel on la faigne du pied ; elle paffe la nuit toujours aux cris.

Le 8. la perte ceffe entiérement ; la poitrine perfifte dans un état quafi convulfif & la malade fuccombe à la violence de fon mal, vers les 4. heures du foir.

OBSERVATION DIXIE'ME.

Une Femme groffe de 5. mois fujette à l'afthme & enrhumée depuis quelque tems, reffent un friffon, après lequel un point fous la mammelle, lequel s'étend vers le dos, avec un râle & une oppreffion très-forte.

On l'avoit faignée trois fois ; je fus appellé le troifiéme jour de fa maladie : aux accidens dont je viens de faire mention, fe joignoient encore
des envies de vomir ; n'ofant fuivre cette indication à caufe de la groffeffe,
je me réduifis à lui prefcrire l'Hydromel avec l'Hyffope pour fa boiffon,
un Looch avec l'huile d'Amandes douces, le Syrop d'Althæa de Fernel &
l'Oximel fcillitique, de chacun une once ; & un bol compofé d'un gros &
demi de blanc de Baleine, de trois gr. de Kermès minéral & d'une f. q.
d'huile d'Amandes douces pour trois prifes, chacune defquelles de trois
heures en trois heures. La malade ne prit que deux prifes de ce bol, qui
la menerent dix fois & copieufement par bas.

Le jour fuivant je la trouvai moins mal, crachant avec un peu plus de
liberté, jamais du fang : elle avala la troifiéme prife du bol qui reftoit &
qui la fit aller encore fix fois. La fiévre, la douleur de poitrine & l'oppreffion augmenterent dans la nuit.

Le lendemain, ces accidens avoient diminué ; je la purgeai avec la Caffe, la Manne & le fel d'Epfom, ce qui la vuida très - bien ; mais vers les
5. heures du foir la douleur de la poitrine & les autres fymptômes fe ré-
veillerent avec violence : la malade demanda inftament qu'on la faignat :
cette faignée ne fit que diminuer fes forces, le râle augmenta & elle périt
dans la nuit le 26. Mai 1751.

Je pourrois encore citer l'exemple d'une autre femme groffe atteinte de
pareille maladie, qui malgré les doux remédes ufités avorta & mourût
fix heures après, au lieu que l'emétique l'auroit peut - être fauvée : mais
il vaut mieux gliffer fur une Méthode qu'un excès de prudence rend in-
fructueufe, & appuyer fur celle qui doit fes heureux fuccès à une pratique plus hardie. Pour l'accréditer davantage je rapporterai ici l'extrait
d'une Lettre que m'a écrite Mr. Laffus Médecin de Sére de beaucoup de
réputation, après l'avoir confulté fur cette matiere.

" Oui MONSIEUR, mon très - honoré Confrére, on peut donner
" avec confiance à une Femme enceinte un vomitif, s'il fe trouve bien in-
" diqué, dans une maladie aiguë, où l'on n'a pas le tems de tout atten-
" dre de la diéte, quelque tenuë qu'elle puiffe être ; pourvu que les vaif-
" feaux ayent été defemplis. Je vous affure que depuis 38. ans que j'é-
" xerce ma Profeffion avec une occupation qui me laiffe peu de loifir, j'ai
" employé ce fecours, lors d'une véritable indication fans que jamais
" j'aye eu lieu de m'en repentir. Il n'y a pas long - tems que je traitai
" dans le même mois, quatre Femmes enceintes, attaquées d'une fiévre
" putride, dont les deux étoient d'honête famille & d'un très-petit tem-
" pérament : celles-ci comme les deux autres avoient des envies de vomir

« provenant de l'embarras de l'estomac, & ne pûrent guérir que par le
« secours de l'ipécacuanha ; avec cette différence que les deux dernieres
« ne prirent ce reméde qu'après avoir employé à pure perte un grand
« nombre de purgatifs ; & que les deux autres ayant commencé par un
« vomitif, n'eurent besoin de se purger qu'une ou deux fois chacune,
« pour recouvrer leur santé.

Telle est la Méthode qui réüssit admirablement, tant que, suivant le
train ordinaire, ces maladies dépendent d'une fiévre putride : mais il en
va bien autrement lorsqu'elles ont pour base une fiévre maligne, comme
nous avons eu la douleur de l'éprouver ce Printems. Voici comment ce
nouveau genre de maladie s'est manifesté.

Il commença de regner vers la fin de l'année derniere un rhume qui s'est
répandu par-tout le Royaume, sous le nom fantastique de *Grippe*. Quand
on en étoit saisi, on ressentoit des frissons avec un, deux & quelque fois
trois legers accès de fiévre, après lesquels on transpiroit beaucoup : on
avoit la voix rauque avec une petite ardeur au gosier : on toussoit, on
crachoit abondamment. Ces rhumes très-opiniâtres, étoient accompagnés
de petites douleurs vagues & quelque fois fixes à l'extérieur de la poitrine, fort longues à se dissiper, à moins qu'il ne survint de sueurs abondantes.

L'irrégularité des saisons a beaucoup contribué à entretenir ces rhumes. Il plût à déluge les deux derniers jours de l'année précédente & les
deux premiers de celle-ci 1768. il fit tout de suite, durant trois jours, un
si grand froid, que le mercure dans le Thermométre de Réaumur descendit
sept degrés & demi au-dessous du point de congélation ; en sorte qu'il ne
s'en fallût que de deux tiers de degré, que le froid ne fut aussi vif ici qu'il
l'avoit été en 1766. Le mois de Février a été extrêmement tempéré :
mais dans le mois de Mars le froid s'est réveillé de maniere que les fleurs
précoces des fruits à noyau en ont séché.

C'est dans ce mois - ci, qu'à Auch ces rhumes ont dégénéré en fiévres
malignes, dont les ravages ont été d'autant plus allarmans, qu'ils sont
survenus tout à coup. Crastes Village voisin, avoit été le premier théatre
de ce fléau, qui a principalement éxercé ses fureurs sur le Peuple.

Quoique les symptômes varient dans presque tous les malades, dont le
plus petit nombre a d'abord la fiévre vive, le pouls plein, dur & élancé ;
on peut dire, qu'en général, cette maladie qui s'ente sur un rhume invé-
téré ; se déclare par un frisson bien marqué, accompagné d'un vomissement
de sucs verdâtres, & quelque fois d'un cours de ventre de même nature.

Après le frisson, il se montre une petite fiévre, avec une douleur quel-

que fois fourde, quelque fois vive, au côté : cette douleur change ordinairement de place & fe fait fentir tantôt à l'épaule, tantôt vers les fauf-
fes-côtes, tantôt fous la mammelle, tantôt vers le dos, tantôt vers la partie fupérieure ou inférieure du *fternum*, tantôt enfin elle occupe tout un
côté de la poitrine, & par furcroit il furvient un nouveau point à l'autre
côté.

Quand le mal eft dans toute fa vigueur, ces douleurs font infuporta-
bles, la poitrine femble fe déchirer au plus petit effort de la toux ; le bras
du côté affecté devient quelque fois engourdi ; on a vu un homme dont
le bras étoit libre, mais qui fe plaignoit d'une douleur depuis le poignet
jufqu'au bout des doigts. La langue toujours humide eft très bourbeufe
dans toute fon étenduë, excepté aux bords, qui font de couleur de rofe ;
la bouche eft extrêmement puante.

Dès le fecond jour, les malades font d'un accablement extrême, le
pouls eft lâche & ne répond que foiblement fous les doigts qui le preffent ;
bientôt après le regard eft terne, la face devient pâle un peu plombée &
comme cadavreufe ; on eft dans une moiteur continuelle ; les crachats
font rouillés, communément on en rend peu, quelque fois abondamment ;
ceux-ci font rarement mûrs, ils reffemblent plutôt à la lavure des chairs.

Vers la fin, les malades fentent un étouffement qui leur fait défirer de
vomir, ils éprouvent des langueurs qui leur font demander du vin avec
inftance. Enfin le délire furvient, les douleurs de poitrine ceffent, & les
malheureufes victimes de l'épidémie expirent dans le râle le 3. le 4. le 5.
le 6. le 7me. jour & quelque fois plus tard.

Nous voulûmes d'abord traiter ces maladies fuivant la Méthode que
nous venons de rapporter : mais l'abbatement des forces ne permettoit de
tirer que peu de fang ; il étoit toujours déteftable & reffembloit à de la
purée verte : les emétiques, les purgatifs & les autres remédes n'étoient
fuivis d'aucun heureux fuccès : le Kermès minéral, qui opéroit autrefois
des effets miraculeux, étoit ici plutôt nuifible que falutaire : les crifes les
plus abondantes par les fueurs & par les crachats, ne procuroient aucun
foulagement : nous avons feulement remarqué que la fueur guériffoit
ceux qui étoient legérement affectés : mais pour ceux qui l'étoient grié-
vement, l'art & la nature trompoient également nos efpérances.

Pour tâcher de découvrir la caufe du mal, dans les defordres qu'il avoit
opérés, nous fîmes ouvrir nombre de Sujets. Nous obfervames dans la
plûpart des épanchemens d'une férofité jaunâtre tirant fur le verd, dans
le tiffu cellulaire qui eft entre les deux lames de la plévre : cet épanche-
ment écartoit ces lames & formoit une poche à recevoir les deux mains,
à moins que la deftruction de ces lames ne laiffat couler une partie de cet-

te

te férofité dans la cavité de la poitrine, où elle dépofoit un fédiment blanchâtre & purulent.

On trouvoit rarement quelque leger veflige d'inflammation : mais toujours la plévre ou le médiaflin ou la membrane extérieure du poumon tombés en diffolution & détruits en quelques endroits par la fuppuration ; on a vu dans la partie du médiaflin qui couvre le péricarde, une plaque de pus, du diamétre d'un écu de trois livres.

Dans deux Sujets, la férofité dont on a parlé n'étoit point épanchée dans la poitrine, ni entre les lames de la plévre : mais dans le péricarde qu'elle rempliffoit entierement & dont la membrane interne fe déchiroit prefque en la touchant. La furface du cœur & des oreillettes étoit couverte d'une croûte qui imitoit parfaitement la pellicule qu'on enléve d'une langue après l'avoir plongée dans l'eau bouillante. La fubflance du cœur paroiffoit toute auffi cuite, que fi on leut fait bouillir, on en coupa une lame de l'épaiffeur de trois lignes, fans qu'il fe montrât la plus petite goutte de fang ni de férofité.

Enfin dans un autre Sujet, le défordre ne fe bornoit pas aux parties membraneufes de la poitrine ; la lame interne du péritoine, à la region épigaftrique & aux hypochondres, portoit la même empreinte de délabrement ; & le vuide que laiffent entr'elles les circonvolutions des inteftins étoit éxactement rempli d'une liqueur blanchâtre & épaiffe femblable à du plâtre détrempé pour être mis en œuvre.

Dans l'efpérance que des lumiéres fupérieures nous découvriroient de nouveaux jours, nous dreffames une Rélation de tous ces faits & nous engageames M. M. les Officiers Municipaux de l'envoyer à M. l'Intendant qui étoit alors à Paris, pour qu'il eut la bonté de la faire confulter. Ce digne Magiftrat feconda nos vuës avec un zéle qui mérite d'autant plus la réconnoiffance du Public, qu'il fit verfer des fonds pour fubvenir aux befoins des néceffiteux.

Nôtre illuftre Prélat, dont la bienfaifance eft le caractére, leur avoit déjà fait part de fes largeffes : il abandonna encore le féjour délicieux de fa Maifon de Campagne, pour être plus à portée de fecourir fon troupeau : on fit partir en même-tems un Courrier chargé d'un double de cette Rélation, pour Montpellier, où il fut décidé que cette maladie étoit une fiévre catarrhale-maligne, occafionnée fur-tout par la fuppreffion de l'infenfible tranfpiration.

Les Avis des Médecins de ces deux célébres facultés conformes entr'eux pour le traitement, ne firent aucun changement effentiel à nôtre Pratique ; ils fe réduifirent en effet aux remédes que nous avions déjà mis en ufage ; c'eft-à-dire, aux faignées proportionnées à l'état du pouls ; aux

emétiques donnés principalement en lavage ; aux purgatifs doux & fréquens ; aux potions cordiales ; aux véficatoires fur l'endroit de la douleur
& au molet des jambes en même-tems ; aux linimens avec l'huile d'Amandes douces & le Camphre ; à l'oximel fcillitique, pour faciliter l'expectoration ; & fur - tout aux tifannes un peu incifives & diaphorétiques pour
rompre la vifcofité de la lymphe & pouffer par les émonctoires de la peau
les fels acres de la tranfpiration ; d'autant plus que les malades n'avoient
tiré du foulagement que des fueurs : mais la maladie ne rabattit rien de fa
fureur & fournit une nouvelle preuve de la vérité de cet axiome *inter-
dùm doctâ plus valet arte malum.* Enfin l'épidémie fe radoucit au commencement du mois de Mai, & s'en fut quelques jours après porter ailleurs fes ravages. Sur quoi les réflexions fuivantes fe préfentent naturellement.

Un rhume généralement répandu & accompagné de douleurs vagues à
l'extérieur de la poitrine, a été le prélude de cette maladie. Ce rhume
dépendoit donc d'une caufe générale ; d'un vice de l'air, des corpufcules
répandus dans l'atmofphére, qui épaiffiffoient la lymphe & en altéroient
la douceur naturelle. La tranfpiration retenuë par le dérangement des
faifons, fur-tout parmi le Peuple qui par état fe trouve plus expofé aux
viciffitudes du froid & du chaud, a augmenté le vice de la lymphe. Elle
lui a donné un caractére d'acrimonie & de caufticité, propre à faire tomber en diffolution le tiffu cellulaire des membranes qu'elle arrofe ; ce qui
revient à l'idée de Baglivi (*a*) fur les Pleuréfies qu'il appelle lymphatiques, parce que la lymphe eft le vrai diffolvant, le vrai véhicule des fels ;
& que ces Pleuréfies font plutôt l'effet du piquotement, de l'irritation,
de l'érofion de ces mêmes fels, que d'une véritable inflammation. (*b*)

Sur ce principe, les délayans, les adouciffans, les incraffans paroiffent
être les remédes indiqués : mais quel fuccès en pouvoit-on retirer, dans
le court efpace de tems où ces maladies fe terminoient ! il auroit donc fal-
lu les employer avant que ces rhumes euffent dégénéré en fluxions de
poitrine : fi jamais ils venoient à réparoître, de quoi le Seigneur veuille
bien nous préferver, je ferois d'avis qu'on fit un long ufage de crêmes de
Riz ou d'Orge, de gêlées de corne de Cerf, d'émulfions cuites, de Lait, &c.
afin de corriger l'extrême acrété de la lymphe ; à moins qu'on ne vint à
découvrir le caractére particulier de cette acrimonie, pour l'attaquer par
les remédes qui lui font directement oppofés ; ou que nos Neveux n'euf-

(*a*) Appendix de Pleuritide.
(*b*) *Ab irritatione, punctionequè falium magis fiunt, quàm ab affectu*
verè inflammatorio. Bagliv. ibid.

sent le bonheur de trouver un spécifique à cette maladie, comme on l'a trouvé dans la racine de *Sénéka* (c) contre les Pleuréfies & les Péripneumonies qui surviennent à la morsure du Serpent à sonnetes (d).

(c) M. *Geoffroy*. Matiere medic. T. 2.

(d) Serpens caudisonus. *La queuë de ce Serpent est terminée par de petites vertébres, dont l'articulation est lâche & dont le frottement fait un bruit qui imite celui des grelots. Barrére, essai sur l'Hist. naturel. de la France équinoctiale.*

" Peu de jours après l'impression [de ce] mémoire, j'eus l'occasion de faire l'observation suivante qui prouve la nécessité de faire prendre l'émétique et de [purger?] même aux femmes enceintes qui sont pléthoriques, pour [leur?] plus de circonspection.

M.lle Ladrix femme d'un procureur au Sénéchal de cette ville, d'un tempérament vif et sanguin et dans la fleur de son age tomba malade le 17 avril 1777, avec un point au côté qui lui trouvait la poitrine, une toux importune des crachats [gênés?] et sanguinolents une oppression avec une fièvre forte et quelques nausées. elle étoit grosse de huit mois et demi, [assurant] qu'elle n'avoit [d'allée?] qu'à 15 jours [je] [résolus?] [on?] la saigne.

Le [14?] on la saigne [même?] deux fois, et comme son médecin n'[eut] point [par rapport] à la grossesse [avancée?] [rempli] l'indication de la faire [vomir] il se contenta de lui faire prendre dans la journée, à differentes fois douze grains de [Kermès] minéral dans l'huile d'amandes douces qui le [purgèrent] médiocrement et lui [donnèrent] quelques [envies?] de [vomir]. l'oppression de poitrine et la douleur allèrent en augmentant, de sorte [le 17?] au matin il fallut la saigner trois fois de 3 heures en 3 heures. Je fus appellé en consultation dans l'après-midi, et m'en tenant à l'observation qui fesoit la base de mon mémoire sur les pleuréfies, je représentai que la malade périroit infailliblement, si on la traitoit avec le ménagement que la grossesse sembloit inspirer à un médecin prudent, et qu'ainsi il n'y avoit pas d'autre parti à prendre dans un cas aussi urgent que de la faire vomir de loin en loin pour modérer les efforts, et pour enlever les sucs [prélidés?] de l'estomac et [rendre] en même tems par les efforts du vomissement la circulation du sang plus libre dans les vaisseaux de la poitrine. on lui fit donc prendre 4 gr. de [Tartre stibié] dissous dans 4 verres d'eau et on fit [durer?] ce remède pendant 4 heures : la malade vomissoit de tems en tems [sans] [mal] [sans] que les efforts [fussent] [guère] plus douloureux [...] le remède [tous les accidens]"

www.ingramcontent.com/pod-product-compliance
Ingram Content Group UK Ltd.
Pitfield, Milton Keynes, MK11 3LW, UK
UKHW022217070726
13613UKWH00004B/1727